ANDREAS HAMMERING

Power für den Darm

GUT, BESSER, BITTER

Bitterstoffe – die geheimen Energiespender

südwest

Inhalt

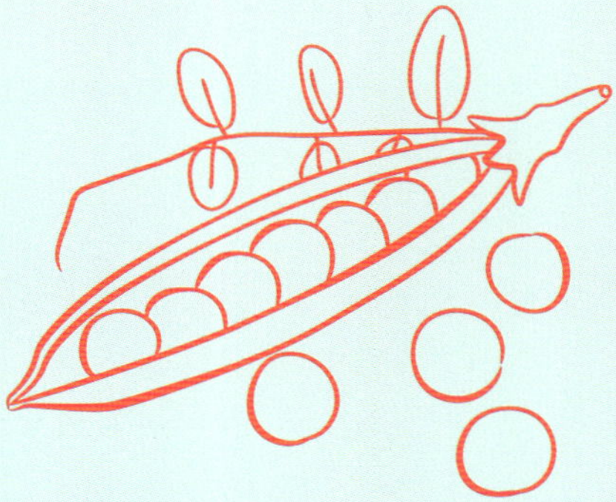

Kapitel 1

Kapitel 2

Kapitel 3

Kapitel 7

Kapitel 8

Ein Wort zuvor

Liebe Leserin, lieber Leser,

„Gut, besser, bitter" – dieser Titel ist nicht übertrieben oder reißerisch, denn Bitterstoffe sind wichtiger denn je! Es ist eine richtige Katastrophe, was mit unserer Ernährung geschehen ist: Die Bitterstoffe sind aus den Nahrungsmitteln weitestgehend herausgezüchtet worden, und stattdessen finden wir Zucker, Fett und Salz im Überfluss, nicht nur in den meisten Fertiggerichten und Konserven.

Gerade der übermäßige Konsum von Zucker ist für die gesundheitlichen Probleme und Zivilisationskrankheiten in den westlichen Gesellschaften stark mitverantwortlich. Das Bittere als natürlicher Gegenspieler des Zuckers eignet sich hervorragend, um dieser Tendenz entgegenzuwirken.

Denn Bitterstoffe stärken den Körper, das Immunsystem und die Psyche und haben starke Slow-Aging-Eigenschaften. Noch vor dem Zweiten Weltkrieg wussten sehr viele Menschen über die Bitterstoffe in Gemüse und Heilpflanzen und ihre positiven und gesunden Eigenschaften Bescheid. Sie waren fester Bestandteil der Natur-Apotheke! Ein Wissen, das überall auf der Welt gepflegt wurde – zum Teil bis heute. Doch ist den westlichen Gesellschaften dieses Wissen in den letzten Jahrzehnten abhandengekommen, obwohl die positiven und heilenden Eigenschaften der Bitterstoffe mittlerweile von der modernen Phytomedizinforschung bestätigt wurden.

In einer Welt, in der die Bedrohung durch resistente Bakterien und Virenseuchen von Jahr zu Jahr zunimmt, sollten wir uns die Kraft der Bitterstoffe allein schon für die Prophylaxe zunutze machen. Denn es gilt auch heute noch der Satz des französischen Forschers Claude Bernard: „Le microbe n'est rien, c'est le terrain qui est tout" („Das Bakterium ist nichts, der

Nährboden ist alles!"), womit er die These von Louis Pasteur infrage stellte, der die Bakterien als Alleinschuldige sah. Bitterstoffe helfen uns dabei, eben nicht zu diesen „Nährböden" für Bakterien und Viren zu werden. Aber auch bei akuten Beschwerden eignen sich Bitterstoffe als begleitende oder alternative Therapie. Die Natur zeigt es uns: Viele Tiere fressen instinktiv bittere Kräuter, wenn sie akut erkranken.

Lernen Sie also die Bitterstoffe kennen und lieben und profitieren Sie von ihren positiven Eigenschaften: Der Körper wird entgiftet, überflüssige Pfunde verschwinden, die Verdauung wird angeregt und das Immunsystem gestärkt. Entdecken Sie darüber hinaus die Welt der „Geschmäcker" wieder neu. Denn erst wenn Sie Bitteres essen, können Sie auch das Süße wieder richtig genießen und wertschätzen! Bald werden Sie sagen: „Mit Bitterem geht es mir und meiner Gesundheit richtig gut!"

Mein Beruf (und meine Berufung) als Allgemeinmediziner und naturheilkundiger Arzt haben mich mit der faszinierenden Welt der Bitterstoffe in Berührung gebracht. Nun ist es meiner Meinung nach an der Zeit, mein Wissen in Form dieses Buchs mit Ihnen zu teilen. Es würde mich freuen, wenn Sie selbst am Ende Ihrer Lektüre die Worte „Gut, besser, bitter" ausdrücklich bejahen könnten.

Herzlich
Andreas Hammering

Das Comeback eines fast vergessenen Geschmacks

Wie erfreulich, dass wir wieder Gefallen am Bitteren gefunden haben. Fast wäre es ja ganz aus unserer Nahrung verschwunden, aber mit dem wachsenden Gesundheitsbewusstsein kommt es endlich wieder in Mode. **Gut, besser, bitter** – es war höchste Zeit!

Vielen Menschen ist der bittere Geschmack schon so fremd geworden, dass es sie richtig schüttelt, wenn sie ihn auf der Zunge spüren. Ein sicheres Zeichen übrigens, dass man ihn bitter nötig hat. Bitterstoffe begleiten die Menschheit seit Urzeiten. In vielen Kulturen rund um den Globus galten und gelten sie als Universalmittel zum **Gesundbleiben** und **Wieder-gesund-Werden**. Eigentlich kaum zu verstehen, dass diese Allround-Helfer so in Vergessenheit geraten konnten.

Dass Bitterkräuter bewährte Helfer bei Verdauungsproblemen sind, haben die meisten Menschen schon am eigenen Leib erfahren. Denken wir nur an die bitteren Verdauungsschnäpse, auf die schon unsere Eltern und Großeltern geschworen haben. **„Runter damit“**, ermunterten sie uns nach dem üppigen Festmahl. Wir haben beim Herunterschlucken zwar schreckliche Grimassen gezogen, aber dann spürten wir die wohltuende Wirkung im Magen und waren mit der Welt versöhnt.

„Bitter is better“, heißt es im Englischen. Das ist immer richtig, und es gilt für alle Bereiche des Lebens. Bittersubstanzen helfen nicht nur bei körperlichen Beschwerden, sie gelten auch als bewährte Schönheitsmittel, weil sie für eine reine Haut, straffes Gewebe und klare Gesichtszüge sorgen, den gesamten Organismus entgiften und auf vollkommen natürliche Art die Pfunde purzeln lassen. Sogar der Geist profitiert von diesen Substanzen: Als hochpotente **Gute-Laune-Macher** tragen sie dazu bei, dass wir uns wohlfühlen und positiv ins Leben schauen. Im Übrigen kann man die Bedeutung des Bitteren auch im übertragenen Sinne verstehen: Wir können das **dolce vita** erst dann richtig genießen, wenn wir auch die bitteren Seiten des Lebens erfahren haben.

Was wäre süß ohne bitter! Jede Geschmacksrichtung hat ihre Gegenspieler und darüber hinaus eine ganz bestimmte Wirkung auf Körper und Psyche, die man gezielt zur Heilung einsetzen kann. Um gesund zu bleiben, brauchen wir alle Geschmacksrichtungen in unserer Nahrung in ausgewogener Form – **Scharfes** ebenso wie **Salziges**, **Saures** und **Herbes**, **Süßes** ebenso wie **Bitteres**, nicht zu vergessen die fleischig-herzhafte Geschmacksrichtung **Umami**.

Wenn man sich anschaut, wie wir uns heute ernähren, wird aber schnell deutlich, dass die gesunde Mischung der Geschmacksrichtungen in eine dramatische Schieflage geraten ist. Wir essen viel zu süß, viel zu salzig und viel zu umami. Vor allem für die an Fast Food gewöhnte Generation 2.0 ist der bittere Geschmack heute so ungewohnt, dass sich viele kaum noch vorstellen können, ihren Kaffee schwarz zu trinken. Dabei täten sie ihrem Körper damit einen Gefallen. Denn **Kaffee** besitzt neben seiner stimulierenden Wirkung auch **Heilkräfte**, die genau in seinem bitteren Geschmack stecken. Eine gute Idee also, den Espresso nach dem Essen mal ganz ohne Milchschaum zu probieren und vor allem ungesüßt, damit die Zunge das Bittere schmecken kann.

Vom Kaffee-Trinker zum Kaffee-Genießer

Über 1000 Tassen Kaffee trinkt jeder Deutsche im Jahr. Kann das gesund sein? Die Wissenschaft ist sich nicht einig – was aber daran liegen könnte, dass viele Wissenschaftler zu den Kaffeetrinkern zählen. Fakt ist: Koffein regt die Nebennieren an, mehr Adrenalin zu produzieren. Während wir also gemütlich am Tisch sitzen, bereitet sich der Körper auf einen Kampf vor. Bei ständig hohem Koffeinlevel befindet sich der Organismus sogar permanent in einer Stress-Situation. Fakt ist auch: Koffein kann süchtig machen und trägt zur Übersäuerung des Organismus bei, vor allem der Filterkaffee. Filterkaffee in Mengen getrunken, macht durch seine diuretische Wirkung Falten. Die gute Nachricht: Sie können einiges tun, damit Ihr Körper weniger unter Ihrem Morgenritual leidet. Werden Sie zum Kaffee-Gourmet!

- Kaufen Sie möglichst Bio-Kaffee und in einem der kleinen Läden, die sich auf eine schonende Röstung spezialisiert haben. Je langsamer und weniger heiß die Bohnen geröstet werden, umso weniger Acrylamid steckt darin. Das ist der krebserregende Schadstoff, der bei der Erhitzung von Kaffeebohnen entsteht. Am wenigsten Acrylamid enthält die Sorte Arabica in einer dunklen Röstung.

- Trinken Sie Espresso. Aufgrund der deutlich geringeren Trinkmenge und der schnelleren Zubereitung nehmen Sie damit weniger Schadstoffe zu sich.

- Trinken Sie Ihren Kaffee schwarz, ohne Zucker und ohne Milch. Milch reduziert die Menge der gesunden Antioxidantien im Kaffee.

- Falls Sie meinen, Ihren Kaffee nicht pur genießen zu können, geben Sie einen kleinen Schuss flüssige, ungezuckerte Sahne in die Tasse. Damit neutralisieren Sie die Säure und schmecken trotzdem noch genügend Bitterstoffe, die ja das mit Abstand Gesündeste an diesem Genussmittel sind. Wenn Sie es noch toppen möchten, geben Sie einige Tropfen einer Bittertinktur hinein. Was genau das ist, erfahren Sie ab Seite 130. Der Geheimtipp hier heißt „Bitterstern", weil diese Mischung dem Kaffee zusätzlich eine verführerische Kardamom-Note verleiht.

Zu viel süßer Trost

Wir haben uns in den letzten 20, 30 Jahren zu rechten Zuckermäulchen entwickelt. Das fängt oft schon im Mutterleib an. Studien haben gezeigt, dass das Ungeborene auf die Essensvorlieben der Mutter programmiert wird. Heute müssen wir schon ganz bewusst gegensteuern, um nicht automatisch der Zuckersucht zu verfallen. Schon als Kinder wurden wir mit Süßigkeiten für gute Taten belohnt, bekamen das Trostbonbon, wenn wir uns wehgetan hatten. Mit dem Ergebnis, dass wir als Erwachsene ohne nachzudenken zu Schokolade greifen, um uns über die Kümmernisse des Alltags hinwegzutrösten. Auch wenn wir uns etwas ganz Besonderes gönnen, hat es oft einen süßen Geschmack. Für viele Menschen ist es überhaupt kein Problem, während ihrer Lieblingsserie im Fernsehen eine ganze Packung Schokokekse zu verdrücken – kennen Sie das auch?

Die Wiederentdeckung des Bitteren ist die längst fällige Antwort auf das Übermaß an Zucker, mit dem wir heute konfrontiert werden. Und hier ist nicht nur die Rede von offensichtlichen Süßigkeiten wie Gummibärchen oder Schokoriegeln, sondern auch von den versteckten Zuckern in industriell hergestellten Fertigprodukten.

Können Sie sich vorstellen, dass der Durchschnittsbürger pro Jahr 36 kg Zucker isst? Das entspricht dem halben Körpergewicht! Wir alle wissen, dass die süßen Sünden zusammen mit Fett und Weißmehl so besonders verführerisch schmecken und uns den Speckgürtel um die Leibesmitte „spendieren".

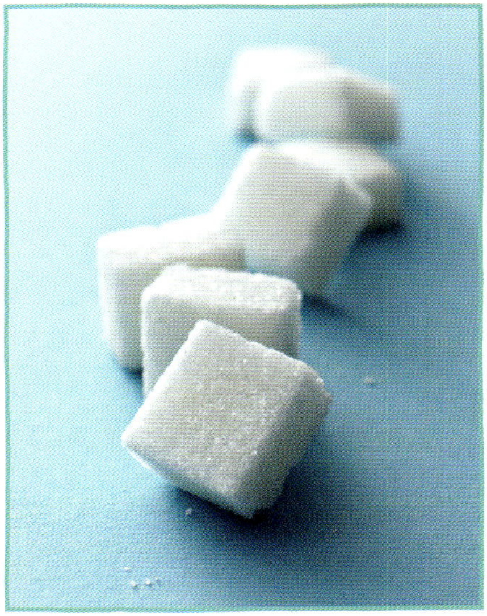

Zucker ist Dick- und Krankmacher Nummer eins.

Wie gut, endlich ein Mittel zur Hand zu haben, das uns vom Zucker wegbringen und viele Ernährungssünden ausgleichen kann. Nur ein kleines Beispiel: Nach dem Genuss süßer Nahrung hat der Körper einen höheren Bedarf an Bauchspeicheldrüsensekret, und um das zu produzieren, braucht er Bitterstoffe. Wer schlau ist und sein Tiramisu mit etwas bitter Schmeckendem abrundet, kann sich damit guten Gewissens zurücklehnen. Einen Amaro, bitte! In dem Namen (*amaro* heißt bitter) klingt der Inhalt bereits an.

Auch in der Heilkunde werden seit Menschengedenken Bitterstoffe eingesetzt. Die Römer nutzten die Substanzen als Lebenselixiere, Stimulantien und Heilmittel. Auch die Mönchsgelehrten im alten Tibet, die Weisen der chinesischen Medizin und die Ärzte des 7000 Jahre alten Ayurveda behandelten viele Krankheiten mit bitter schmeckender Medizin. Im europäischen Mittelalter vertrat die Äbtissin Hildegard von Bingen die Meinung, Kräuter mit bitterem Geschmack seien unerlässlich für die Gesundheit des Menschen. Paracelsus, einer der großen Vorreiter der heutigen Naturmedizin erklärte, dass Bitterstoffe den Körper von innen reinigen.

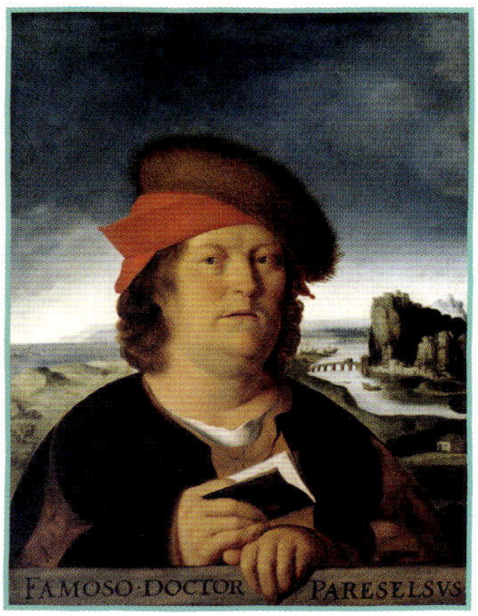

Schon Paracelsus heilte mit Bitterstoffen.

Inzwischen wissen auch die Vertreter der modernen Schulmedizin das alte Erfahrungswissen zu schätzen. Die meisten Bitterpflanzen wurden wissenschaftlich untersucht, ihre Heilwirkung ist offiziell anerkannt. Bitterstoffe heilen genau die Beschwerden, die entstanden sind, weil uns Bitterstoffe fehlen. Wenn zum Beispiel die Abwehrkräfte wegen einer bakteriellen Fehlbesiedlung des Darms schwächeln, bauen Bitterstoffe das Immunsystem wieder auf, das bekanntlich zu 80 Prozent im Darm angesiedelt ist. Das Herz-Kreislaufsystem ist in Mitleidenschaft gezogen? Bitterstoffe unterstützen es. Sie möchten ein paar Kilos loswerden? In allen Fastenkliniken, bei Detox- und Schlankheitskuren spielen Bitterkräuter eine entscheidende Rolle.

Wie bitter nötig wir Bitteres haben, dürfte inzwischen vielen Menschen bewusst geworden sein. Aber warum hapert es dann so oft an der Umsetzung? Es hat mit unserer Vergangenheit zu tun. Die Abneigung gegen das bitter Schmeckende geht auf eine urgeschichtliche Programmierung zurück. Während der süße Geschmack unseren in Höhlen lebenden Ahnen vermittelte, dass sie ein wohlschmeckendes, nahrhaftes und kalorienreiches

Essen zu sich nahmen, warnte ein körperlicher Schutzmechanismus beim Bitteren vor möglichen Giften. Sobald Bitterstoffe in Richtung Rachen gelangen, wird ein körpereigenes Alarmsystem in Gang gesetzt, das uns instinktiv prüfen lässt, ob wir das Zeug wirklich hinunterschlucken können. Allzu Bitteres erzeugt einen Würgereiz. Das Gehirn signalisiert: ausspucken! An mäßig bitter schmeckende Stoffe hingegen kann man sich gewöhnen, zumal wenn die Erfahrung zeigt, dass sie uns guttun.

In diesem Buch lernen Sie, Bitterstoffe ohne großen Aufwand wieder in Ihr Leben zu integrieren. Sie können damit eine Vielzahl an großen und kleinen Beschwerden bessern, den Heilungsprozess von Krankheiten vorantreiben und nicht zuletzt dafür sorgen, dass Sie gesund bleiben und sich in Ihrem Körper wieder wohler fühlen.

Wenn Sie anfangen, Bitteres zu sich zu nehmen, werden Sie schnell die ersten Erfolge spüren: Es geht Ihnen insgesamt besser, Sie schlafen gut, und die Verdauung funktioniert, weil die Organe besser arbeiten. Nach einiger Zeit merken Sie es auch am Aussehen: Die Haut beginnt von innen heraus zu strahlen, die Augen werden klarer, Fettpölsterchen verschwinden. Und da sich der gesamte Stoffwechsel umstellt, wirkt sich das auch direkt auf Ihr körperlich-seelisches Befinden aus. Sie fühlen sich vital, zuversichtlich, selbstbewusst, haben Lust aufs Leben! Und sollten Sie immer noch Bedenken haben wegen Ihrer Abneigung gegen das Bittere: Keine Sorge, Sie werden sehr bald auf den Geschmack kommen. Man gewöhnt sich nämlich leicht daran. So leicht, dass man es richtig vermisst, wenn es länger fehlt. Man kann sogar süchtig nach bitter werden!

Im hinteren Teil des Buchs finden Sie eine hochwirksame achtwöchige Bitterkur. Die lege ich Ihnen besonders ans Herz, wenn Sie eine Rundumerneuerung von Körper, Geist und Seele anstreben und nebenbei genauso viele Pfunde verlieren oder zunehmen, bis Sie Ihr Wohlfühlgewicht erreicht haben. Das Beste an dieser Kur: Der Aufwand ist verhältnismäßig gering, das Ergebnis dafür umso verblüffender. Probieren Sie sie aus!

Was genau sind Bitterstoffe?

Die Wissenschaft vom bitteren Geschmack

Wenn Pflanzenkundler von „Bittersubstanzen" sprechen, verwenden sie oft die Bezeichnung *Amara*. Sie leitet sich vom Lateinischen *amarus* („bitter") ab und umfasst heute so ziemlich alle bitter schmeckenden chemischen Verbindungen. Amara sind also keine einheitliche chemische Gruppe, sondern verschiedene Substanzen mit einer einzigen gemeinsamen Eigenschaft: dem bitteren Geschmack. Der wiederum kann in allen möglichen Stoffen stecken, zum Beispiel in Säuren oder in Drüsen von Tieren, meistens aber stammt er aus Pflanzen – aus ihrem Öl, ihrem Harz oder ihrem Farbstoff, ihren Wurzeln, Stängeln oder aus den Blättern.

Für die Pflanzen selbst haben Bitterstoffe eine wichtige biologische Funktion: Sie schützen sie vor Fressfeinden. Fliegende Insekten, Würmer, Raupen und Schnecken meiden bitter schmeckende Pflanzen – deren Verzehr würde ihren Tod bedeuten. Auch Pilze und Bakterien siedeln sich nicht auf bitteren Pflanzenteilen an.

Das haben Naturvölker, die ihr Wissen aus der Beobachtung von Wesen und Wirkung der Pflanzen ziehen, erkannt und daraus gefolgert: Wenn es bestimmten Pflanzen gelingt, sich durch ihren Geschmack vor Feinden zu schützen, können sie auch den Menschen vor feindlichen Erregern und Entzündungen schützen. Interessant, dass viele Medizinmänner, Schamanen und Heiler rund um den Globus zu denselben Erkenntnissen gekommen sind!

Bis heute integrieren naturnah lebende Völker überall auf der Welt Bitterpflanzen in ihre Nahrung, um gesund zu bleiben, und sie behandeln kranke und schwache Menschen mit bitteren Früchten, Blättern und Wurzeln, um sie zu stärken und zu heilen. Das Wissen, dass Medizin bitter schmecken muss, und dass Bitteres heilt, blieb auch in der westlichen Naturheilkunde erhalten und wird heute von der modernen Wissenschaft bestätigt.

Forscher, die sich mit der Heilkraft des Bitteren befassen, unterteilen Pflanzen mit bitterem Geschmack in drei Gruppen: **Amara pura, Amara aromatica und Amara acria.**

Amara pura sind, wie der Name schon andeutet, reine (pure) Bitterpflanzen. In ihnen sind Bitterstoffe in besonders hohen Konzentrationen enthalten, sie weisen also die höchsten Bitterwerte auf (beachten Sie bitte auch den Kasten über Bitterwerte auf Seite 18). Den mit Abstand bittersten Naturstoff in Europa enthält die Wurzel des Gelben Enzians, er ist auch in einer Verdünnung von 1:300.000 noch zu schmecken. Seine Substanz Amarogentin ist die wertbestimmende Komponente, an der alle anderen Bitterwerte festgemacht werden.

Neben der Enzianwurzel gehören auch das Tausendgüldenkraut, die Chinarinde, Artischockenblätter, Fieberkleeblätter und das Benediktenkraut zu den bekanntesten Amara pura in Europa. Wer jemals wegen Darmbeschwerden zu einem Heilpraktiker oder Naturarzt gegangen ist, bekam mit großer Sicherheit Amara pura verordnet, klassische Heilkräuter für Probleme im Verdauungsapparat. Afrikanische Heiler verordnen solche Mittel übrigens in sehr viel höheren Dosierungen als europäische Ärzte. Die afrikanische Teufelskralle zum Beispiel, die man auch bei uns kaufen kann, wird auf dem Schwarzen Kontinent zum Waschen von Wunden und gegen Arthrosen und Rheuma eingesetzt. Der dafür zubereitete Tee schmeckt so bitter, dass er Menschen in unseren Breitengraden vermutlich Brechreiz verursachen würde.

Amara aromatica enthalten neben Bitterstoffen auch eine nennenswerte Menge an ätherischen Ölen. Schafgarbenkraut und die Pomeranzenschale sind hierbei noch relativ aromatisch, während Beifuß, Kalmus und Wermut fast schon so bitter sind wie die Amara pura. Weil sie krampflösend und gärungsmildernd wirken, verwendet man sie bei Blähungen und Koliken im Magen-Darm-Bereich.

Weil die ätherischen Öle auch gegen Bakterien, Viren und Parasiten wirken, setzt man viele Amara aromatica auch bei Entzündungen im Darm ein. Die meisten Küchenkräuter und -gewürze gehören zu dieser Sorte. Nehmen Sie nur ein Blatt Salbei in den Mund oder kauen Sie eine Nadel vom Rosmarinstrauch. Sie werden neben vielen anderen Nuancen immer auch ein wenig Bitteres herausschmecken, dasselbe gilt für Bohnenkraut, Dill, Koriander, Kerbel und Estragon, wobei jede dieser Pflanzen ihre ganz eigenen Bitteraromen besitzt. Ein Tee aus Kamille und Melisse zum Beispiel schmeckt so gut wie gar nicht bitter, und trotzdem stecken darin wirksame Bitterstoffe.

Im Übrigen mögen auch Gärtner und Blumenfreunde diese Amara-Sorte: Die Blätter von Wermut und Lavendel oder die Nadeln des Rosmarins zum Beispiel bleiben das ganze Jahr über von Schädlingen verschont, außerdem schützen ihre ätherischen Düfte auch benachbarte Pflanzen vor Schädlingsbefall. Das ist einer der Gründe, warum Gärtner in ein Rosenbeet gerne auch Lavendelbüsche pflanzen.

Amara acria schmecken zwar eher scharf als bitter, enthalten aber trotzdem die Heilkraft von Bitterstoffen. Es ist sogar gerade die Kombination von scharf und bitter, die besonders wirkt – zum einen verdauungsfördernd, zum anderen tonisierend, also straffend und stärkend. Wer im Fernsehen gerne Kochshows verfolgt, dürfte zwei typische Vertreter dieser Unterart kennen: Den Ingwer, der laut Sternekoch Alfons Schubeck heute eigentlich in jedes Gericht mit hineingehört, und Kardamom, der arabischen Kaffeegewürzen und Teegewürzmischungen ihren typischen sanft zitronigen Geschmack verleiht. Weniger bekannt sind Zitwer und der pfeffrig schmeckende Galgant, der, ähnlich wie Kurkuma, zusammenziehend auf die Schleimhäute wirkt und den Kreislauf stärkt.

Weitere bitterstoffhaltige Pflanzen, die nicht in eine dieser drei Kategorien fallen, gibt es in der Natur in Hülle und Fülle, allerdings sind sie eher wegen ihrer anderen Inhaltsstoffe bekannt. Bestes Beispiel: der Eukalyptus, den wir wegen seines hohen Anteils an ätherischen Ölen bei Husten und Schnupfen einsetzen. Seine Bitterstoffe sind zweitrangig und deshalb noch nicht vollständig untersucht, aber man geht davon aus, dass sie die Wirkung der ätherischen Öle verstärken, also einen *synergistischen* Effekt haben.

Die Wissenschaftler haben den Bittersubstanzen, die sie erforscht und katalogisiert haben, eigene Namen gegeben. Das Bittere in der Wegwarte zum Beispiel nennt sich *Lactucopikrin*, in der Artischocke heißt es *Cynarin*, im Eisbergsalat *Lactucin* und in Grapefruits und Pomelos *Naringin*, nicht zu vergessen das oben erwähnte *Amarogentin* im Gelben Enzian.

Wir brauchen die Bitterkeit einer Substanz nicht mehr zu testen. Das haben schon andere für uns getan. Wir gehen in die Apotheke oder in den Kräuterladen und kaufen uns einfach das passende Kraut gegen unsere Beschwerden. Baldrian zum besseren Einschlafen, Cistrose für die Immunabwehr, Anis und Fenchel für die Verdauung. Wie viel wovon gut für uns ist, hat die moderne Pflanzenmedizin genau erforscht. Die Forscher sind in der Lage, die Bitterkeit einer Substanz exakt zu messen und den Beschwerden entsprechend einzuordnen. Dafür gibt es eine Einheit: den Bitterwert. Er zeigt auf, in welcher Verdünnung ein Bitterstoff noch bitter schmeckt.

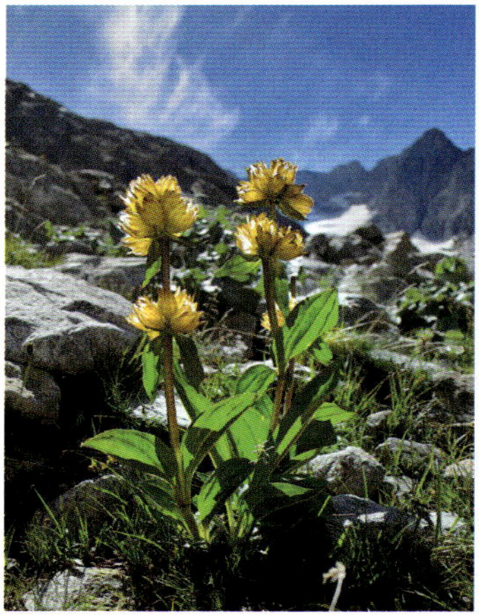
Gelber Enzian

Bitterkeit kann man messen

Der Bitterwert ist die Maßeinheit, mit der man die bittere Wirkung einer Substanz misst. Er zeigt an, in welcher Verdünnung ein Stoff noch bitter schmeckt. Gibt man ein Gramm eines Bitterstoffs in einen Liter Wasser und schmeckt das Wasser dann noch bitter, beträgt der Bitterwert dieser Substanz 1000. Der bitterste Stoff, der in der Natur vorkommt, ist im Gelben Enzian enthalten. Ein Gramm Amarogentin, des Bitterstoffs der Enzianwurzel, ist so bitter, dass man seinen Geschmack noch in Verdünnungen mit 25 bis 30 Litern Wasser nachweisen kann. Deshalb beträgt sein Bitterwert 25.000 bis 30.000.

In einigen Schriften heißt es, ein Gramm Amarogentin werde sogar noch in 58.000 Litern Wasser am Zungengrund als bitter wahrgenommen. Die bei uns gebräuchlichen Tees und Tinkturen enthalten höchstens 0,5 Prozent reine Bitterstoffe. Daher sind ihre Bitterwerte deutlich geringer. Aber sie sollten auch nicht zu gering sein.

Um Beschwerden zu lindern, also therapeutisch wirksam zu sein, müssen Heilpflanzen eine gewisse Mindesthöhe bei ihren Bitterwerten aufweisen. Die sind im Deutschen Arzneibuch festgelegt.

HIER EIN PAAR BEISPIELE FÜR BITTERWERTE:	
Benediktenkraut	**800 bis 1500**
Enzianwurzel	**10.000 bis 30.000**
Pomeranzenschale	**600 bis 2500**
Schafgarbe	**2000 bis 2500**
Tausendgüldenkraut	**2000 bis 10.000**

Bitter macht schlank, zu viel süß macht krank

So wirken die beiden Gegenspieler

Der Mensch braucht beides – den süßen und den bitteren Geschmack. Allerdings profitiert er von den positiven Eigenschaften der beiden Geschmacksrichtungen nur dann, wenn er sie in ausgewogener Form zu sich nimmt. Die kurze Gegenüberstellung macht das deutlich.

DER SÜSSE GESCHMACK	
Psychische Wirkung	
Positiv: (in Maßen genossen)	Negativ: (im Übermaß genossen)
wohlschmeckend	schwächt die Psyche und den Willen, macht unzufrieden
entspannt	macht selbstbezogen
harmonisiert	kann abhängig machen
macht satt	macht träge und apathisch
macht vorübergehend zufrieden	kann depressiv machen
	keine natürliche Appetitbremse
	frisst Energie
Körperliche Wirkung	
Positiv: (in Maßen genossen)	Negativ: (im Übermaß genossen)
nahrhaft	schwächt das Verdauungssystem
aufbauend	erzeugt Karies (Zucker!)
liefert Energie in Form von Kalorien	begünstigt Osteoporose (Zucker!)
	fördert Candida (Darmpilz), Pilz- und bakterielle Infektionen
	kann Altersdiabetes begünstigen
	fördert die Entstehung von Allergien, Ekzemen und anderen Hautproblemen
	erschwert die Fettverdauung

DER BITTERE GESCHMACK	
Psychische Wirkung	
Positiv:	Negativ:
stimmt heiter und freudig	keine negativen Auswirkungen
macht zufrieden	
stabilisiert die Nerven	
macht nach außen gewandt	
macht weniger selbstbezogen	
Körperliche Wirkung	
Positiv:	Negativ:
stärkt den Verdauungsapparat	Kann bei Überdosierung Erbrechen verursachen und giftig wirken. In der Praxis sind aber keine negativen Auswirkungen zu erwarten.
stärkt alle Schleimhäute	
tonisiert Herz und Kreislauf	
stimuliert das Immunsystem	
festigt das Bindegewebe	
harmonisiert die Säure-Basen-Balance	
hilft bei Stoffwechselkrankheiten	
bessert Störungen in Leber, Galle und Bauchspeicheldrüse	
bremst Alterungsprozesse	
verbessert die Gehirnleistung	
steigert Ausdauer und sportliche Leistung	
lindert Schmerzen im Bewegungsapparat	

Mehr über die Wirkung der Bitterstoffe erfahren Sie in Kapitel 4 und 5, ab Seite 39 und 73.

Wie die Bitterstoffe aus unserer Nahrung verschwunden sind und wie sie jetzt wieder auftauchen

Wo ist das Bittere nur geblieben?

Vielleicht erinnern sich einige von Ihnen noch an den Chicorée von vor 30 Jahren. Er schmeckte so bitter, dass man ihm süßes Obst beimengen musste, um ihn genießbar zu machen. Und nun testen Sie zum Vergleich einmal den Chicorée, den Sie heute im Supermarkt bekommen. Er ist schön groß und wunderbar knackig. Aber … wo ist sein typischer Geschmack geblieben? Keine Spur von bitter! Versuchen Sie als Nächstes die anderen klassischen Bittersalate wie Rucola, Endivien oder Radicchio, die von Ernährungsexperten immer noch wegen ihrer gesunden Bitterkeit empfohlen werden. Auch sie schmecken knackig und frisch, aber irgendwie ähnlich fade. Und wenn Sie sich durch die anderen Gemüsesorten und Salate durchprobieren, werden Sie feststellen, dass nur noch wenig von deren typischem Eigengeschmack übrig geblieben ist.

Zu den Zeiten, als die Bauern ihre Felder mit Pferdefuhrwerken pflügten, schmeckte das Essen ganz anders. Brot hatte einen leicht bitteren Nachgeschmack, Gemüse auch, denn das Getreide und die anderen Feldfrüchte enthielten jede Menge natürliche Bitterstoffe. Damit regulierte sich die Verdauung der Menschen ganz von selbst. Magen, Leber, Gallenblase, Bauchspeicheldrüse und Darm funktionierten reibungslos, Beeinträchtigungen wie Verstopfung oder Übergewicht traten eher selten in Erscheinung. In ganz Europa waren die uns heutigen Menschen so vertrauten Gesundheitsprobleme und Erkrankungen wie Magengeschwüre, Herzinfarkt, Bluthochdruck, Übergewicht und Diabetes so gut wie nicht vorhanden, die Menschen ernährten sich überwiegend von Grundnahrungsmitteln, sie nahmen deutlich weniger Fleisch, Fett und Genussmittel zu sich.

Der Preis der modernen Landwirtschaft

Erst als sich die bäuerliche Landwirtschaft zu einer Industrie entwickelte, wurde alles anders. In den 60er- und 70er-Jahren des letzten Jahrhunderts wurden in landwirtschaftlich stark genutzten Gebieten die Felder durch die Flurbereinigung so begradigt, dass man sie mit großen, leistungsfähigen Traktoren und Landmaschinen bearbeiten konnte. Die alten Pflüge mitsamt den Pferden verschwanden von der Bildfläche. Zusätzlich kam Kunstdünger in Mode, Pflanzenschutzmittel wurden eingesetzt, um Schädlinge abzuwehren. Die Landwirte waren erleichtert. Sie mussten nun weniger körperliche Arbeit verrichten, und die Erträge stiegen trotzdem. Aber

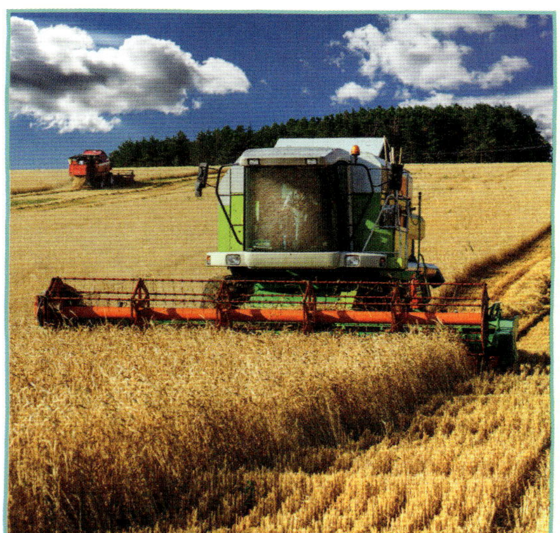

Schwere Landmaschinen verdichten den Boden, sodass die Erde kann kaum noch „atmen“ kann.

bald schon zeigten sich die ersten Folgen der neuen Bodenbearbeitung, mit denen keiner gerechnet hatte: Die Böden wurden immer dichter. Durch die tonnenschweren Maschinen mit ihren riesigen Rädern verdichtete sich die Erde so stark, dass sie heute an vielen Stellen kaum noch „atmen" kann. Um sie wieder aufzulockern, werden jetzt Tiefpflüge eingesetzt, die wiederum graben die Krume jedoch so tief um, dass die nur in der oberen Humusschicht lebenden Mikroorganismen verschwinden. Hinzu kommt, dass Landwirte durch die EU-Konkurrenz gezwungen sind, so viele Ernten pro Jahr wie möglich einzubringen, um ihr Überleben zu sichern. Dank aggressiver Düngung und Bodenbearbeitung schafft man es heute, auf immer größeren egalisierten Flächen bis zu drei Mal im Jahr reiche Ernten einzufahren. Gleichzeitig gibt es weniger Fruchtfolgen, es entstehen mehr und mehr Monokulturen mit hochgeschossenen, kraftlosen und anfälligen Pflanzen, die immer aggressiver mit saurem Kunstdünger gedüngt und mit immer stärkeren Giften vor Schädlingsbefall geschützt werden müssen.

Wir verhungern vor vollen Töpfen

Es ist eine bittere Wahrheit, aber wir sollten ihr ins Auge schauen: Die Produkte der modernen Agrarindustrie haben so viel von ihrem ursprünglichen Nährwert eingebüßt, dass sie den Namen „Lebensmittel" eigentlich gar nicht mehr verdienen. In diesem Begriff steckt das Wort „Leben", und von „lebendig" kann bei vielen Feldfrüchten aus der industrialisierten Landwirtschaft nicht mehr die Rede sein. Bestenfalls handelt es sich um Nahrungsmittel. Fakt ist: Durch den sauren Kunstdünger und zusätzlich durch den sauren Regen sind die meisten konventionell bewirtschafteten Ackerböden vollkommen übersäuert. Saure Böden wiederum enthalten zu wenig Basen, d. h. Mineralien und Spurenelemente: Die Pflanzen selbst sind damit also schon unterversorgt. Wie sollen sie dann uns Menschen noch ausreichend ernähren?

Es gäbe durchaus einen Weg, um die sauren Äcker zu regenerieren: Man müsste sie über Jahre mit Gesteinsmehl düngen, etwa mit der hoch mineralischen Lavaerde aus Vulkanen. Damit könnten die Pflanzen Vitamine und sekundäre Pflanzenstoffe wieder viel besser synthetisieren.

Doch solche Maßnahmen sind in unserer Landwirtschaft im großen Stil leider noch nicht angedacht. Wir müssen wohl oder übel mit dem Gemüse vorlieb nehmen, das uns zur Verfügung steht. Aber wir sollten uns bewusst machen, dass unser Körper aus herkömmlichem Gemüse und Salat nicht genügend Nährstoffe ziehen kann, selbst wenn wir sehr viel davon essen.

Ich behaupte, dass die Körper vieler Menschen an vollen Töpfen verhungern, und das ist, zusammen mit falscher, übermäßiger Ernährung der Grund dafür, warum die meisten von uns über Jahre und Jahrzehnte hinweg die klassischen Zivilisationskrankheiten entwickeln: Allergien, Diabetes, Leber- und Gallenprobleme, Hautkrankheiten und Übergewicht, um nur einige davon zu nennen. Auch Bewegungsmangel trägt dazu bei. Ist man erst richtig übersäuert und übergewichtig, wird Bewegung für viele zur Tortur! Hier können eine Entsäuerungskur und Bitterstoffe wahre Wunder wirken.

Unterm Strich müssten viele von uns ihr Leben lang Vitamin- und Mineralienpräparate einnehmen, um gesund zu bleiben.

Riesengemüse ohne Geschmack

Ich habe eingangs schon angedeutet, warum Bitterstoffe aus der Nahrung verschwunden sind. Hier möchte ich es noch ein wenig drastischer formulieren: Es ging darum, die neue Nahrung für den Verbraucher attraktiver zu machen, und süß schmeckt den meisten von uns nun mal besser als bitter. So züchtete man in den letzten Jahrzehnten nach und

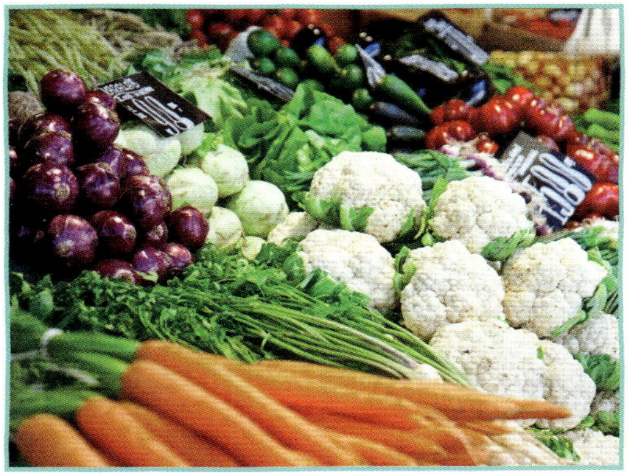
Außen knackig, innen viel Wasser und wenig Nährstoffe: Gemüse im Supermarkt

nach auch die wenigen noch verbliebenen Bitterstoffe aus den Pflanzen heraus und Wasser hinein. Das Ergebnis finden wir heute in den Gemüseregalen der Supermärkte und Lebensmitteldiscounter: Übergroße Erdbeeren, Äpfel, Trauben und Pampelmusen, Salatköpfe, größer als ein Kindskopf, riesige Zucchini, Kartoffeln, Rüben und Karotten, alles frisch und knackig, weil mit viel zu viel Wasser aufgebläht, aber ohne jeglichen Bitter- oder Eigengeschmack und in null Komma nix in der Pfanne in sich zusammengefallen. Damit die Nahrungsmittelindustrie aus solchen Agrarprodukten lecker-fruchtige Smoothies, schmackhafte Konserven und Fertiggerichte produzieren kann, braucht sie künstliche Aromen und Geschmacksverstärker. Zusammen mit Konservierungsmitteln, den Farbstoffen mit E-Nummern und den Rückständen aus Pflanzenschutzmitteln, Schwermetallen und Nitraten wird daraus ein Mix, der das Verdauungssystem erheblich belasten kann. Aber: Um mit all den chemischen Zusätzen klarzukommen und ihre Aufgaben störungsfrei bewältigen zu können, benötigen sämtliche an der Verdauung und Entgiftung beteiligten Organe Bitterstoffe. Damit schließt sich der Kreis.

Wildkräuter sind eine gute Lösung

Und nun eine wirklich gute, tröstliche Nachricht: Es ist zwar schwierig geworden, an Lebensmittel mit genügend Bitterstoffen und Mineralien heranzukommen, aber nicht unmöglich. Wer sucht, der findet sie auch heute, und zwar erfreulicherweise immer öfter.

Gehen Sie im Mai oder Juni über eine ungedüngte Blumenwiese. Dort werden Sie jede Menge wirklich bitter schmeckende Kräuter finden. Sammeln Sie jungen Löwenzahn, frische Brennnesseln, nehmen Sie den Sauerampfer mit, den Rotklee, Wermut, Oregano und machen Sie sich einen Salat daraus. Vielleicht kennen Sie jemanden, der einen Bio-Garten mit Wildkräutern besitzt, und wenn Sie selbst ein wenig Grund zur Verfügung haben, lassen Sie der Natur in einer Ecke einfach freien Lauf. Auch Stadtmenschen können Wildkräuter anpflanzen. Auf Terrasse und Balkon, sogar am Küchenfenster ist immer Platz für eine Ecke mit wildem Grün. Sie können auch damit experimentieren und selbst einjährige Küchenkräuter ziehen. Gut geeignet sind zum Beispiel Basilikum, Kerbel, Dill, Kapuzinerkresse, Portulak und Koriander. Auch mehrjährige Kräuter wie Thymian, Salbei Rosmarin, Liebstöckel oder Majoran sind für das Topfleben gut geeignet. Sollten die Pflanzen nicht genügend Licht bekommen, besorgen Sie sich im Gartencenter eine Kräuterlampe.

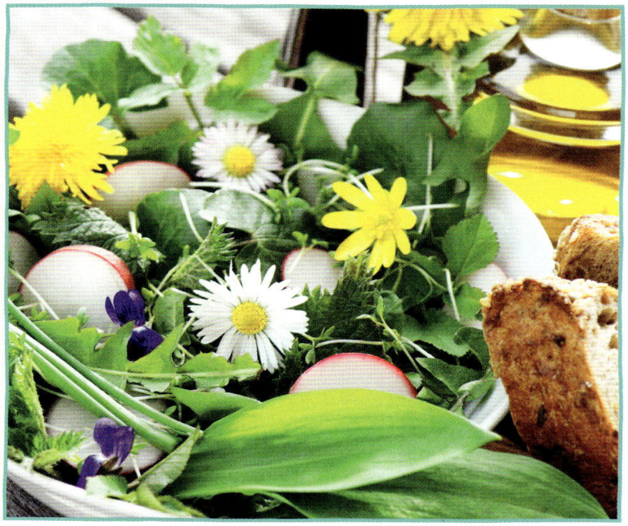

Kräuter lieber selber züchten oder Wildkräuter ernten: Da sind noch Bitterstoffe drin.

Geht nicht, gilt nicht! Für alle, die so viel unterwegs sind, dass sie keine Pflanzen versorgen können und für bekennende Nichtgärtner gibt es immer noch die Bio-Kiste. Die bekommt man heute in fast jeder Stadt, und den Inhalt kann man mitaussuchen. Auch Kräutergärtnereien nehmen oft Onlinebestellungen an.

Grundsätzlich haben alle in Naturgärten und in der Natur wachsenden Kräuter mehr oder weniger bittere Nuancen und deutlich mehr Vitamine, Mineralien und sekundäre Pflanzenstoffe. Sie sind deshalb ungleich gesünder und nährstoffreicher als das hochgezüchtete Gemüse und ebensolche Kräuter die in weit entfernten Ländern unter riesigen Plastikplanen oder in Gewächshäusern mit Nährstofflösungen gezogen werden. Aber Achtung: Auf Wochenmärkten und in einigen Läden gibt es inzwischen auch gezüchtete Wildkräuter. Löwenzahn aus Kulturanbau schmeckt lange nicht mehr so bitter wie seine Vorfahren, man erkennt ihn an seinen deutlich größeren Blättern. Im Lauf der letzten Jahrzehnte hat sich der Begriff „bio" verändert. Aus der Ökobewegung der 70er ist eine Großindustrie geworden, und die Einführung des EU-Bio-Siegels hat die Definition von biologischem Anbau noch weiter verwässert. Auch Bio-Gemüse darf heute mit Nährlösungen produziert und genau wie konventionell angebaute Produkte unter Plastikplanen aufgezogen werden, ganz zu schweigen von den Qualitätsverlusten durch die langen Transportwege. Wie gesund mögen die fade schmeckenden Riesenerdbeeren aus Südeuropa wirklich sein, die im Frühjahr in der Bio-Abteilung des Supermarkts landen? Für den Endverbraucher ist das nicht nachprüfbar.

Wenn Sie auf Nummer sicher gehen wollen, rate ich Ihnen auf jeden Fall zu Produkten von Anbauverbänden wie Demeter, Bioland oder Naturland, weil sie strengeren Herstellungsvorschriften unterliegen und damit eine bessere Bio-Qualität garantieren. Testen Sie doch mal! Vergleichen Sie einen Feldsalat aus der Bio-Ecke des Discounters mit einem aus dem Naturkostladen. Wetten, dass nur einer von beiden kleinere, festere Blätter hat und angenehm bitter schmeckt?

Wir sind heute mehr denn je dazu aufgerufen, die Eigenverantwortung für unser Leben zu übernehmen, und der erste Schritt dazu besteht aus einer Nahrung, die uns wirklich nährt. Dazu gehören unter anderem auch Lebensmittel mit süßem Geschmack.

Zucker oder Fruchtzucker? Der kleine Unterschied

Wer heute zu einem Fachmann für Ernährungsmedizin oder einem Diätberater geht, um ein paar Kilos abzunehmen, wird als Erstes nach seinen Ernährungsgewohnheiten befragt. Na, wie viel Zucker kommt im Lauf eines Tages denn so zusammen? Ganz abgesehen vom offensichtlichen Zucker in Schokolade, Toffee und Cupcakes gibt es ja kaum ein Fertigprodukt, worin sich kein Zucker versteckt. Das alleine wäre aber noch gar nicht so schlimm, gäbe es da nicht ein weiteres Problem: **den Fruchtzucker. Während unser Gehirn auf normalen Zucker (Glukose) reagiert, indem es die Ausschüttung des Sättigungshormons Leptin bewirkt, passiert das bei Fruchtzucker (Fruktose) nicht. Obwohl wir mit der Fruktose viel Energie zu uns nehmen, bleibt unser Appetitzentrum unverändert aktiv. Wir essen immer weiter und nehmen unweigerlich zu. Sogar das Bundesinstitut für Risikobewertung räumt inzwischen ein, dass ein enger Zusammenhang zwischen dem hohen Konsum von Fruktose, Übergewicht und Bluthochdruck besteht. Die daraus resultierenden Folgen sind bekannt: Diabetes, Herzinfarkt, Schlaganfall.** Gesundheitswissenschaftler haben jetzt ebenfalls bestätigt: Für Fruktose gibt es kein Stoppschild im Gehirn. Dasselbe gilt übrigens für Maisstärke und einige andere ungute Zucker. Wenn Sie einen der folgenden Begriffe auf einem Etikett lesen: Finger weg!

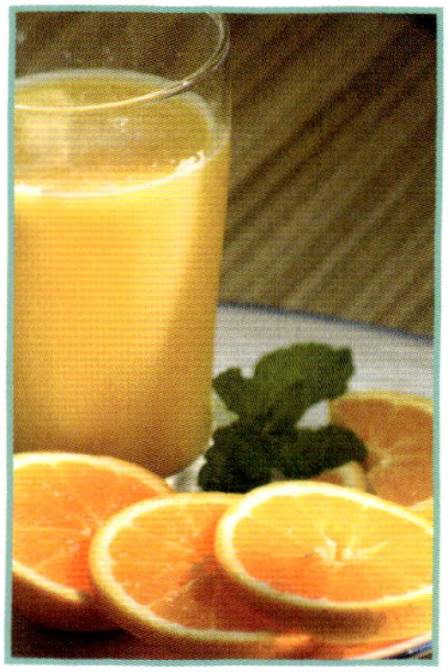
Auch selbst gepresster Orangensaft ist nur in Maßen gesund.

Es gilt: Fruchtzucker aus der Retorte ist problematisch. Fruchtzucker in seiner natürlichen Form in Obst ist gesund, denn die Ballaststoffe und viele andere Wirkstoffe funktionieren als natürliche Essbremse und sorgen für länger anhaltendes Sättigungsgefühl und Gesundheit.

Achtung süße Fallen!

Hinter diesen Bezeichnungen versteckt sich Fruktose:

• Fruchtzucker • Fruktose oder Fructose • Fruchtsüße • Maissirup (*corn syrup*) • Maisstärke • Apfelfruchtsüße • Glucose-Fructose-Sirup oder Fructose-Glucose-Sirup

Hinter diesen Bezeichnungen versteckt sich Zucker:

Glukose, Dextrose, Traubenzucker, Rohrohrzucker (teilraffinierter Zucker, meistens nicht viel besser als weißer Zucker), Vollrohrzucker (ist aufgrund der darin enthaltenen Mineralien der wohl empfehlenswerteste Zucker, hat aber einen etwas karamelligen Eigengeschmack), Mascovado, Puderzucker, Haushaltszucker, raffinierter Zucker.

Hinter diesen Bezeichnungen verstecken sich Süßstoffe:

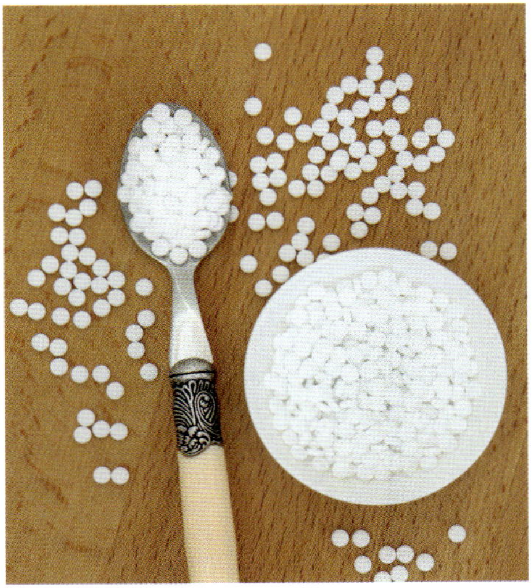
Süßstoffpillen

Cyclamat E952 (in den USA verboten) ist in manchen Diätdrinks, Desserts, Marmeladen und Gelees enthalten. Zuviel davon kann dazu führen, dass wir eine Abneigung gegen weniger süße Produkte entwickeln. Neotam E961, Aspartam E951, Saccharin sind die in Europa und den USA meistbenutzten Süßstoffe. Ihr süßer Geschmack verspricht dem Körper Energie, die er aber nicht in Form von Kalorien geliefert bekommt. Daraufhin ruft das Gehirn den Energienotstand aus und befiehlt uns, mehr zu essen. Uns überfallen Heißhungerattacken. Aspartam verwandelt sich im Körper zu Aspartat, das die Gehirnzellen schädigen kann und deswegen im Verdacht steht, die Entstehung von neurodegenerativen Krankheiten wie Alzheimer, Demenz, Parkinson und Multipler Sklerose zu begünstigen. Die potenzielle Gefährlichkeit des neuen, viel stärkeren Neotam wird von einigen Fachleuten noch höher eingeschätzt als die von Aspartam und Saccharin.

Tipp: Gesunde Zucker-Alternativen

Stevia: Die Steviolglycoside aus dem südamerikanischen Süßkraut enthalten keine Kalorien, verursachen keine Karies und erzeugen keine ungesunden Insulinspitzen. Ihr Süßgehalt ist 300-mal stärker als der von Zucker. Stevia ist allerdings wegen ihres leicht bitteren Eigengeschmacks nicht jedermanns Sache. Probieren Sie verschiedene Produkte bzw. die Pflanze selbst aus.

Kokosblütenzucker: Wird aus dem Nektar der Kokosblüte einer bestimmten Kokospalme gewonnen. Er besitzt einen niedrigen glykämischen Index, was bedeutet, dass der Blutzuckerspiegel nach dem Genuss nur langsam ansteigt. Sein Geschmack ist leicht karamellig.

An der Liebe zum Süßen ist nichts falsch

Menschen, die sich viel und gerne bewegen, achten normalerweise auch in anderen Bereichen auf ihre Gesundheit, also auch auf eine ausgewogene Ernährung. „Ausgewogen“ bedeutet unter anderem, dass der bittere und der süße Geschmack in der Nahrung in ausgeglichenem Verhältnis zueinander stehen. Wir dürfen das Süße also mögen, es liegt ja „in unseren Genen“. Die Liebe zum süßen Geschmack haben wir schließlich mit der Muttermilch eingesogen. Aber – wie gesagt – geht es um den Süßgeschmack, nicht um den von Zucker. Es spricht ja nichts dagegen, dass wir uns hin und wieder eine getrocknete Aprikose in den Mund schieben, 1 Handvoll Studentenfutter als Zwischenmahlzeit zu uns nehmen. Süß schmeckende Leckereien brauchen wir: als Ausgleich für so manche Enttäuschung, die uns das Leben beschert, als Belohnung, als krönenden Abschluss eines vortrefflichen Mahls, wonach wir uns satt und zufrieden im Stuhl zurücklehnen. Alles gut und richtig so. Süßes schenkt die wunderbare Empfindung von Geborgenheit, Wohlgefühl, Genährtwerden und Trost nach einer negativen Erfahrung.

Wie aber konnte es so weit kommen, dass so viele Menschen zuckersüchtig wurden? Was ist der Grund, warum mögen wir die bunte Vielfalt der Geschmacksrichtungen nicht mehr, weshalb zieht es uns nur noch zu süß, salzig, sauer und umami hin, was ja nichts anderes ist als der herzhaft salzig-süße Geschmack von Glutamat?

Die Wahrheit ist bitter und tut sogar ein bisschen weh: Tatsächlich ist heute schätzungsweise jedes zweite Lebensmittelprodukt in Deutschland geschmackstechnisch manipuliert! **Damit wir beim Essen dieser Produkte Lustgefühle, Hunger und Geschmackssensationen erleben, werden sie mit Zuckerstoffen, Aromen, Fett, Salz, Geschmacksverstärkern und vielen weiteren Zusatzstoffen versetzt.** Allein in Europa werden jährlich 170.000 Tonnen industriell hergestellte Aromen und 95.000 Tonnen Glutamat verbraucht! In den großen Lebensmittellaboren der Konzerne gibt es eine eigene Berufssparte: die Flavoristen. Das sind Geschmacksdesigner, die immer neue synthetische Aromen zusammenbasteln, um uns billige Lebensmittel (also ungesunde, leere Nahrungsmittel) möglichst schmackhaft zu machen.

Ohne unser Wissen wurde unser Geschmackssinn in den letzten Jahren einer Art „Gehirnwäsche" unterzogen. Diese Stoffe manipulieren nicht nur unseren Geschmack, sondern auch unser Gehirn. Künstlich geschaffene Geschmacksrichtungen erzeugen falsche Signale, die im Kopf die Programme zur Nahrungserkennung und Energieverteilung verändern. Man sagt, dass solche Fehlinformationen auf Dauer Krankheiten wie Alzheimer oder sogar Krebs auslösen und uns aufs Dickwerden umprogrammieren können.

Fakt ist: Wir essen viel mehr als unser Körper eigentlich benötigt und nehmen immer mehr zu. **Dabei enthalten Industriell bearbeitete Nahrungsmittel sehr oft keine natürliche Essbremsen und wir werden automatisch dazu verleitet, zu viel zu essen.** Für Übergewicht sind wir also nur zum Teil verantwortlich. Man müsste die Lebensmittelindustrie genauso mit Auflagen Versehen wie die Tabakindustrie.

Was sind Essbremsen? Ballaststoffe, Mineralien und zum Teil Vitamine. Diese sind in Industrienahrungsmitteln nicht gerade im Überfluss vorhanden.

Gefährdet sind vor allem Jugendliche und Kinder, denn das Geschmacksempfinden wird schließlich in jungen Jahren geprägt. Wer in der Kindheit viele aromatisierte Produkte zu essen bekommt, dessen körpereigene Steuerungsmechanismen geraten aus dem Lot. Mit der Folge, dass dieser Mensch auch später als Erwachsener aromatisierte Produkte solchen vorzieht, die aus echten Zutaten bestehen. Hinzu kommt, dass unsere Geschmacksnerven durch die vielen Aromastoffe regelrecht abstumpfen. Kinder, die an das Erdbeeraroma von Eis und Bonbons gewöhnt sind, empfinden den Geschmack einer „echten" Erdbeere als fade und langweilig. Immer weniger Kinder kennen heute noch Milch, die direkt von der Kuh und dann ins Glas kommt, weder pasteurisiert noch homogenisiert ist.

Kein Wunder also, dass uns auch der Sinn für den bitteren Geschmack fast verloren gegangen wäre. Wir wurden ja vom Bitteren regelrecht entwöhnt. Es erzeugt nun mal nicht sofort Lustgefühle und kann uns vor allem nicht zum Kauf bestimmter Produkte verführen.

Das Gute daran: Was man sich abgewöhnt, kann man sich auch wieder angewöhnen. Geschmack lässt sich nämlich trainieren wie in einem Fitnessstudio. Geschmackskurse, die die Genussfähigkeit erhöhen, können uns zu unserem natürlichen Geschmacksempfinden zurückführen. **Geschmack ist tatsächlich eine Frage der Gewöhnung.** Streichen Sie einmal sämtliche Lebensmittel mit künstlichen Aromen und Geschmacksverstärkern von Ihrem Speiseplan: Plötzlich schmecken Sie den Beigeschmack von künstlichem Süßstoff als unangenehm heraus, vieles wird Ihnen zu salzig vorkommen oder zu süß. **Auch in Bezug auf Bitterstoffe können Sie Ihre Geschmacksnerven einfach umprogrammieren, indem Sie zum Beispiel in einem ersten Schritt Ihren Kaffee oder Schwarztee ohne Zucker genießen.**

Die Bitterstoffe kommen zurück

Es ist sicher auch den neuen Foodies, Foodbloggern und Feinschmeckern zu verdanken, dass sich die Toleranzgrenze für Bitteres wieder nach unten verschiebt. Viele haben von den Geschmacksmanipulationen einfach genug und verlangen nach gesünderer Nahrung. Interessanterweise schließt sich auch hier wieder ein Kreis: Viele der Zivilisationskrankheiten, die unter anderem durch das Fehlen von Bitterstoffen in der Nahrung entstanden sind, können durch Bitterstoffe geheilt oder zumindest gelindert werden. Hinzu kommt, dass sich viele aus Fernost stammende Ärzte und Spezialisten für die alten Medizinsysteme in den letzten Jahren in Europa und den USA niedergelassen haben. In solchen Praxen werden Naturmittel mit einem so hohen Bitterkeitsgrad eingesetzt, wie sie ein hiesiger Schulmediziner seinen Patienten niemals zumuten dürfte. Trotzdem oder vielleicht sogar deswegen hat die fernöstliche Medizin großen Zulauf. Wer jemals von einem Ayurveda-Spezialisten oder einem Arzt für Traditionelle Chinesische Medizin (TCM) eine Teemischung oder ein Dekokt verschrieben bekam, kann ein Lied davon singen, wie bitter Arznei schmecken kann.

Seit jüngerer Zeit, und das ist eine weitere gute Nachricht, stehen in vielen Restaurants wieder Gerichte mit Bitternote auf der Speisekarte. Im Nürnberger Feinschmeckerrestaurant „Essigbrätlein" wartet man Wochen auf einen Tisch, um gebratene Grünkohlherzen mit kandiertem Meerrettich serviert zu bekommen. Auch Wildkräuter wie Löwenzahn oder Bitterklee werden zwar immer noch vorsichtig unter die Gartensalate gemischt, aber die Richtung stimmt schon mal.

Bitteres schmeckt man immer öfter auch aus neuen Gemüsearten heraus, in die – dank der Nachfrage gesundheitsbewusster Verbraucher – ein gewisser Bitteranteil wieder hineingezüchtet wurde. Wie erfreulich, dass so

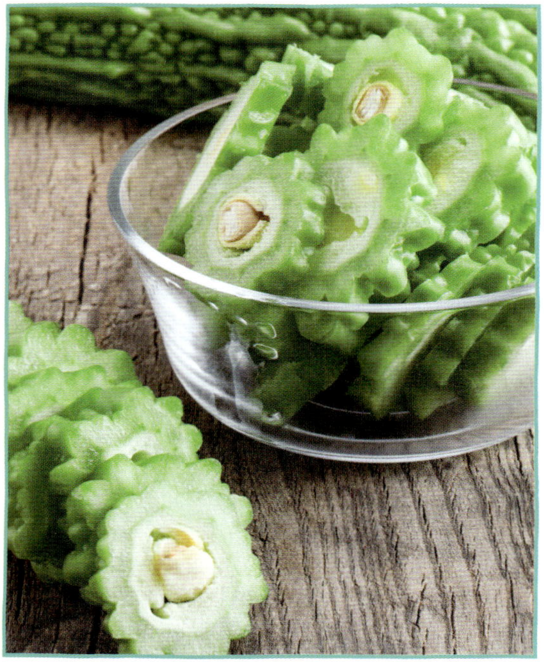
Mit den anderen alten Gemüsesorten kommt auch die Bittergurke zurück.

mancher Chicorée, Radicchio und Rucola jetzt wieder so bitter schmeckt wie früher, dass man auf Wochenmärkten und in Naturkostläden wieder die gute alte Bittergurke kaufen kann. Selbst die großen Lebensmittelkonzerne haben den Trend zum Bitteren erkannt und produzieren jetzt fleißig Schokolade mit höherem Kakaoanteil. Probieren Sie mal fröhlich die neuen Sorten durch! Einige Studien haben gezeigt, dass sich Bitterschokolade prophylaktisch positiver auf Herz und Blutdruck auswirkt als die meisten Medikamente – und das ganz ohne Nebenwirkungen! Selbst bei bestehender Herzkrankheit wird Bitterschokolade eine beachtliche Wirkung attestiert (beachten Sie hierzu bitte auch Kapitel 9 ab Seite 140).

Die alten bitteren Gemüsesorten sind wieder da!

Man sieht sie wieder an vielen Ecken und Enden: Die alten Gemüse aus Großmutters Garten. Und das gilt nicht nur für die Bio-Nischen wie Naturkostläden, Hofläden, Ökomärkte oder Bio-Wochenmärkte. Die kartoffelähnliche Topinambur erlebt sogar in großen Supermärkten eine Renaissance. Testen Sie einmal nach Herzenslust die alten Gemüsearten: von der dunkellila Urkarotte über den dünnen Wildspargel bis hin zum guten alten Bamberger Hörnle, einer kleinen, hutzeligen festkochenden Edelkartoffel, die wieder richtig nach Kartoffel schmeckt.

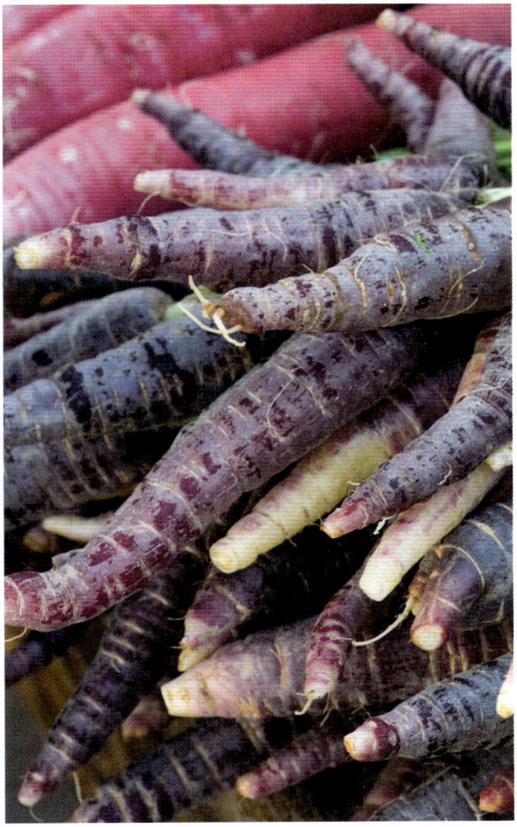
Alte Gemüsesorten

Und wenn Sie gerne gärtnern: Die meisten Sorten sind so widerstandsfähig, dass man sie problemlos im eigenen Garten anbauen kann. Wie anno dazumal eben. Dass sie kaum von Schädlingen heimgesucht werden ist – natürlich – auf ihren hohen Bitterstoffgehalt zurückzuführen!

Auch Wintergemüse wie Steckrüben, Schwarzwurzeln, Rote Bete, Grünkohl, Weißkohl, Wirsing oder Winterportulak – die Oma wusste noch, was für gesunde Sattmacher das sind: Was in der kalten Jahreszeit geerntet wird, strotzt nur so vor Vitalstoffen. Die alten Sorten enthalten neben Bittersubstanzen auch jede Menge sekundäre Pflanzenstoffe, alles zusammen also beste Antioxidantien, die krankmachende freie Radikale im Körper abfangen und die Immunabwehr stärken.

Lassen Sie uns einige der wichtigsten Sorten etwas genauer anschauen:

Topinambur

Kommt aus Nordamerika und ist nach einem alten Indianerstamm, den Tupinambá, benannt. War bei uns noch im 18. Jahrhundert ein Grundnahrungsmittel, wurde dann aber von der Kartoffel verdrängt. Gehört zur Gattung der Sonnenblumen und passt mit seinen leuchtend gelben Blüten gut in bäuerliche Gärten. Essbar sind nur die braunvioletten Knollen mit ihrem weißen Fruchtfleisch. Können roh oder gegart, mit und ohne Schale gegessen werden. Topinambur ist fett- und kalorienarm und enthält viel Inulin. Das ist ein Ballaststoff, von dem heute wegen seiner präbiotischen darmfreundlichen Wirkung viel die Rede ist. Weitere Nährstoffe wie Kalium, Magnesium, Eisen und Vitamin B_1 machen den Topinambur zu einer Nährstoffbombe, die Immunkräfte ankurbelt und bei Magen-, Leber- und Gallenproblemen hilft. Auch für Diabetiker eine Superknolle, weil sie trotz ihrer vielen Kohlenhydrate den Blutzuckerspiegel kaum beeinflusst.

Knollenziest

Stammt aus Japan und China, wurde bei uns erstmals vor etwa 100 Jahren angebaut, ist aber dennoch relativ unbekannt. In Frankreich kennt man die nahrhaften, knackigen Knollen eher, und zwar unter dem Namen *crosne*. Gegessen werden die unterirdischen Knollenausläufer, sie haben eine leicht schimmernde perlmuttfarbene Haut und gelten als Delikatesse. Knollenziest wird entweder roh oder kurz gedünstet mit der Schale gegessen. Geschmacklich erinnert er ein wenig an Artischocken und Schwarzwurzeln. Er enthält viel Vitamin C und Kalzium und zählt zu den stark basischen Gemüsen.

Schwarzwurzel

Ein Klassiker unter den alten Gemüsen aus der Familie der Korbblütler. Da die Wurzel im Winter geerntet wird und geschmacklich dem Spargel ähnelt, wird sie auch „Winterspargel" genannt. Schwarzwurzeln sind ebenfalls reich an dem sättigenden „Mode-Ballaststoff" Inulin, den es isoliert übrigens auch in Kapselform in der Apotheke gibt. Außerdem enthalten sind Kalium, Magnesium, Kalzium, Eisen, Kupfer und Vitamin E. Ein potenter Nährstofflieferant also. Die Wurzeln müssen vor dem Verzehr geschält werden, was am besten nach dem Garen geschieht. Dann lässt sich die Schale leicht abziehen.

Portulak oder Postelein

Die saftigen, rundlichen, dickfleischigen, ein wenig an Spinat erinnernden Blätter aus der Familie der Quellkrautgewächse waren schon bei den alten Ägyptern berühmt. Man unterscheidet den Sommer-Portulak, der Wärme liebt und im Sommer geerntet wird, und den Winterportulak, der aus Nordamerika zu uns kam. Um die vielen Vitamine und Mineralien dieser nährstoffreichen Pflanze zu erhalten, isst man sie am besten roh. Erwähnenswert sind vor allem Kalzium und Vitamin C, aber auch Magnesium, Kalium und Eisen. Portulak verdirbt auch im Kühlschrank rasch. Entweder man isst ihn pur oder zusammen mit anderen Bittersalaten wie Radicchio oder Chicorée.

Bitteres will geschmeckt werden

Eine Vorwarnung für alle, die auf den Geschmack kommen möchten: Es nutzt nicht viel, wenn Sie etwas Bitteres schnell runterschlucken, um es möglichst zügig hinter sich zu haben. Damit bringen Sie sich um einen Großteil der Heilwirkung bitterer Substanzen und machen Ihr Vorhaben, etwas für die Gesundheit zu tun, fast schon wieder zunichte. Zwar entfalten Bittersubstanzen eine gewisse Wirkung, wenn man sie in Kapselform zu sich nimmt, aber ich rate davon ab. Bitteres muss und soll geschmeckt werden. Schließlich beginnt sein Wirkprozess genau da, wo man schmeckt – im Mund. Bitterstoffe entfalten ihre Wirkung unmittelbar in dem Moment, in dem sie mit der Zunge in Berührung kommen. Die Geschmackssensoren, jene feinen Empfängerstationen, die in Sekundenschnelle über genießbar und ungenießbar entscheiden, wollen sie ausgiebig wahrnehmen und schmecken, damit sie dem Körper die entsprechenden Signale geben können. Noch auf der Zunge regen Bittersubstanzen reflektorisch zunächst den Speichelfluss an und funken an alle weiteren Verdauungsstationen: Sofort Sekrete produzieren! Der Magen lässt den Magensaft fließen, die Galle entlässt Gallenflüssigkeit und die Bauchspeicheldrüse ihren Bauchspeichel mit allen erforderlichen Enzymen, die den zu erwartenden Nahrungsbrei im Darm zerlegen. Wenn man sich diese immer wieder automatisch vollzogene Kettenreaktion so genau vergegenwärtigt, wird klar: Bitterstoffe sollten vor einer Mahlzeit eingenommen werden. Am besten schon fünf bis zehn Minuten vor dem ersten Bissen.

Geschmacksschule: Trainieren Sie Ihre Lust auf Bitteres

Bitterstoffe trainieren die Geschmacksknospen um: weg von der Vorliebe für süß, salzig, fett und umami, hin zu bitter und gesund. Die folgende kleine Geschmacksübung macht es Ihnen leicht, das Bittere zu mögen. Je langsamer und bewusster Sie dabei vorgehen, desto besser wird es funktionieren. Irgendwann werden Sie es lieben. So sehr, dass Sie fast schon süchtig danach werden …

So machen Sie es richtig:

- **Schritt eins:** Nehmen Sie einen Zungenschaber oder, wenn Sie keinen zur Hand haben, 1 Esslöffel und kratzen Sie vorsichtig mit ein, zwei Strichen die Beläge von Ihrer Zunge ab. Dann spülen Sie Ihren Mund kurz aus, um alle Belagsreste zu entfernen. Ihre Geschmackspapillen sind nun sensibler und können feiner schmecken.
- **Schritt zwei:** Atmen Sie bewusst in den Bauch und entspannen Sie sich. Bereiten Sie sich gedanklich darauf vor, dass Sie gleich etwas Bitteres mit allen Sinnen wahrnehmen werden.
- **Schritt drei:** Nehmen Sie eine bitter schmeckende Substanz in den Mund. Das kann ein Löwenzahnblatt sein, ein Stück 95-prozentige Bitterschokolade, ein Schluck starker Schafgarbentee (selbstverständlich ohne Zucker), Sie können auch ein paar Tropfen einer Bittertinktur oder etwas anderes mit starkem Bittergeschmack wählen.
- **Schritt vier:** Gehen Sie mit Ihrer ganzen Aufmerksamkeit in das Geschmacksexperiment. Kauen Sie langsam, lassen Sie die Substanz in Ihrem Mund kreisen, schmecken Sie ganz meditativ und mit allen Sinnen bewusst in den Bittergeschmack hinein: In welchen Bereichen auf der Zunge nehmen Sie ihn besonders intensiv wahr, wo weniger, wo gar nicht?
- **Schritt fünf:** Bewerten Sie nicht, was Sie schmecken, schmecken Sie einfach. Vertreiben Sie Gedanken wie „Iih, das mag ich nicht!", erleben und erfahren Sie stattdessen einfach nur, was gerade geschmacklich in Ihrem Mund passiert. Bitter ist bitter, das ist weder gut noch schlecht. „Es ist wie es ist", sagt der Zenmeister.
- **Schritt sechs:** Wenn Sie die Substanz in Ihrem Mund genug gekaut haben, werden Sie merken, dass sich eine Menge Speichel angesammelt hat – eine der klassischen Wirkungen der Bitterstoffe übrigens. Man nennt sie „Salivation". Schlucken Sie jetzt alles herunter und spüren Sie nach. Vielleicht merken Sie bereits, wie gut Bitteres tut.
- **Schritt sieben:** Beenden Sie Ihre Übung in Sachen Achtsamkeit und überlegen Sie, wie Sie mehr und mehr Bitteres in Ihren Alltag integrieren können.

Ein Segen für Körper, Geist und Seele – wie uns Bitterstoffe auf allen Ebenen harmonisieren

Die bitteren Substanzen als Wegbegleiter für Gesundheit, Tatkraft und ein gelingendes Leben

Da Bittersubstanzen auf fast alle Körpersysteme so erstaunlich gut wirken, wurden sie von der modernen Wissenschaft ziemlich genau untersucht und analysiert. So wissen wir heute über zwei Wirkkreise genau Bescheid: Der eine funktioniert über die sensorische Weiterleitung und beeinflusst via Geschmack die Körperorgane, der andere wirkt über das Nervensystem auf Geist und Psyche.

Die körperlichen Wirkungen

Lesen Sie zunächst, wie der bittere Geschmack über die Sensorik die Organsysteme beeinflusst.

Power fürs Immunsystem

Wie wir inzwischen wissen, beginnt die Wirkung der Bitterstoffe im Mund, genauer: auf den Zungenknospen. Von dort werden bestimmte Reize ausgesendet, die alle Verdauungsorgane in einer Art Kettenreaktion empfangen und weiterleiten. Zunächst beginnen die Speicheldrüsen vermehrt zu arbeiten. In dem Wasser, das uns dabei im Mund zusammenläuft, sind bestimmte Enzyme enthalten, die das Essen schon während des Kauens vorverdauen. Als Nächstes beginnt auch der Magen, seine sauren Säfte zu produzieren, die Bauchspeicheldrüse sondert ihren Bauchspeichel ab, in Leber und Galle kommt es zur Produktion von Gallenflüssigkeit, und nicht zuletzt bereitet sich auch der Darm auf die anstehende Arbeit vor. Er kurbelt seine Motorik an und produziert Verdauungssäfte.

Wenn alles gut läuft, helfen Bitterstoffe dem Darm aber auch bei seiner anderen großen Aufgabe: der Abwehr von Krankheiten. Grundsätzlich tut Bitteres ja all unseren inneren Schleimhäuten gut – damit also auch jenem Teil, worin unser Immunsystem sitzt! 80 Prozent der Abwehrzellen werden in den Schleimhäuten des Darms gebildet, und Bittersubstanzen tragen ganz wesentlich dazu bei, dass diese doppelt wichtige Darmauskleidung immer gut durchfeuchtet und durchblutet ist. Sie sorgen sozusagen für gesunde Verhältnisse vom Mund bis zum Po.

Wenn Sie also bei jeder Gelegenheit ein Virus aufschnappen, mehrmals im Jahr mit einer Erkältung kämpfen, sich oft eine Darmgrippe zuziehen, ein Herpesproblem haben, oft Blasen- oder Augeninfektionen bekommen, wenn Ihre Haut zu Entzündungen neigt, tun Sie Ihrem darmeigenen Immunsystem mit Bitterem einen großen Gefallen.

Unser Verdauungstrakt ist etwa 8 Meter lang, wobei der Darm mit seinen fünf bis 7 Metern Länge und einer Fläche von fast 400 Quadratmetern unser größtes Organ ist. Seine inneren Schleimhäute sind im gesunden Zustand gut beweglich und mit einer intakten Flora von „guten" Darmbakterien besiedelt. In einem gesunden Mikrobiom werden Milliarden von Antikörpern gebildet, die Giftstoffe, Viren, Bakterien und andere krankmachende Mikroben erkennen, einkesseln, schachmatt setzen und entsorgen. Tatsächlich ist die Darmschleimhaut das wichtigste Abwehrsystem unseres Körpers. In der Rangliste der Entgiftungsstationen folgen Nieren, Leber, Lymphe, Lunge und Haut erst danach.

Im vorhergehenden Kapitel haben Sie gelesen, mit welchem „Giftmüll" der Darm tagtäglich konfrontiert wird. Die schädlichen Industriefette aus den

Fastfood-Produkten, die vielen Süßigkeiten, all die Weißmehlbrötchen und Fertiggerichte mit ihren künstlichen Aromen und Konservierungsstoffen, die zuckrigen Säfte und Limonaden machen ihm schwer zu schaffen. Wird der Darm über lange Zeit mit schlecht verdaulichem Material überlastet, beginnen seine Schleimhäute zu leiden. Sie trocknen aus, werden dünner, unbeweglich und unelastisch, teilweise sogar durchlässig, was Ärzte dann als *„leaky gut syndrom"* bezeichnen. Gleichzeitig machen die darin sitzenden Abwehrzellen schlapp, und damit können sich Pilze und andere Krankheitserreger beliebig ausbreiten. Klar, dass ein Mensch mit so einem ungesunden Darmmilieu anfällig für Krankheiten wird. Er holt sich schnell eine Erkältung, neigt zu Allergien, Ekzemen, Nahrungsmittelunverträglichkeiten, Infektionskrankheiten und vielen der anderen Störungen, deretwegen die Wartezimmer in den Arztpraxen heute überfüllt sind.

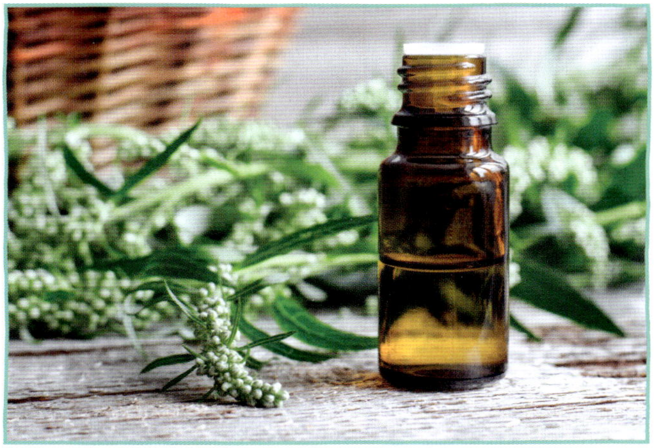

Zusätzlich zu Pflanzenkost unterstützen Bittertinkturen die Darmsanierung.

Viele Ärzte raten ihren Patienten heute bei solchen Beschwerden zu einer Ernährungsumstellung auf ausgewogene, nährstoff- und ballaststoffreiche Kost. Das kann die aus der Balance geratene Darmflora durchaus harmonisieren und das Immunsystem wieder aufbauen. Bei schweren, chronischen Darmstörungen reicht eine vernünftige Ernährung alleine aber nicht aus. Dann muss man zuerst nach den Störfaktoren fahnden, die den Darm belasten. Meistens handelt es sich um Nahrungsmittelallergien oder -unverträglichkeiten, die entweder die Ursache oder die Folge der Fehlbesiedelung des Darms sind. Immer mehr

Menschen vertragen heute bestimmte Nahrungsmittel nicht mehr, vor allem Weizen, Milch, Nüsse und Zitrusfrüchte. Manchmal reicht es schon, die Störenfriede aus der Ernährung zu streichen, manchmal aber ist eine grundlegende Sanierung des Darmmilieus unerlässlich. Neben Kräutertees, Wasser, Säften, Suppen nimmt man bei einer Darmsanierung basische Pflanzenkost aus Gemüse, Salaten und Früchten zu sich. Zusätzlich unterstützen Bittertees oder -tinkturen die bakterielle Neubesiedelung des Darms, weil die Verdauungsorgane erst dadurch gereinigt und ihre Schleimhautauskleidung wieder auf Vordermann gebracht wird. Bitterstoffe gehören zu jeder Darmregeneration zwingend dazu.

Doch Bitterkräuter können noch mehr. Sie bringen den Körper sogar dazu, selbst Basen zu bilden, indem sie die basophilen Drüsen im Verdauungstrakt stimulieren. Diese schlauchförmigen Drüsen, in der Fachsprache auch „Lieberkühn-Krypten" genannt, sitzen an der Basis der Dünndarmzotten sowie im Dick- und Mastdarm. Werden sie aktiviert, produzieren sie basischen Darmsaft und sondern Verdauungsenzyme ab. Damit tragen sie dazu bei, dass der Körper die täglich entstehenden Säuren abpuffern und ausscheiden kann. Gerade bei Stoffwechselkrankheiten wie Gicht, Rheuma, Diabetes und Allergien kann eine solche Entsäuerung den Heilungsprozess entscheidend beeinflussen.

Um das Immunsystem kräftig und nachhaltig zu stimulieren, sollte man die Substanzen aber hochdosiert zu sich nehmen. Besonders intensiv geschieht das durch in Alkohol aufgelöste Bittertinkturen. Was genau es mit diesen Tinkturen auf sich hat, erfahren Sie in Kapitel 8 ab Seite 130.

Vital und leistungsstark in anstrengenden Lebensphasen

Es gibt nur wenig Erwachsene, die zu hundert Prozent im Vollbesitz ihrer Kräfte sind. Babys, Kleinkinder und Teenager strotzen nur so vor Energie. Doch im Lauf des Erwachsenwerdens rauben uns Schule, Studium und

Ausbildung viel von unserer Kraft. Beziehungsprobleme, Existenzsorgen, instabile politische Verhältnisse und Umweltbedrohungen tragen dazu bei, dass viele von uns fast ständig auf einem erhöhten Stresslevel leben. Nicht mal an den Wochenenden oder im Urlaub kommen wir richtig „runter". Mit der Folge, dass sich der Stress mit der Zeit an den Schwachstellen des Körpers bemerkbar macht. Die einen klagen über verspannte Kiefer- und Nackenmuskeln, andere bekommen Magen- und Zwölffingerdarmentzündungen, wieder andere Rückenschmerzen oder sie nehmen zu ohne mehr zu essen.

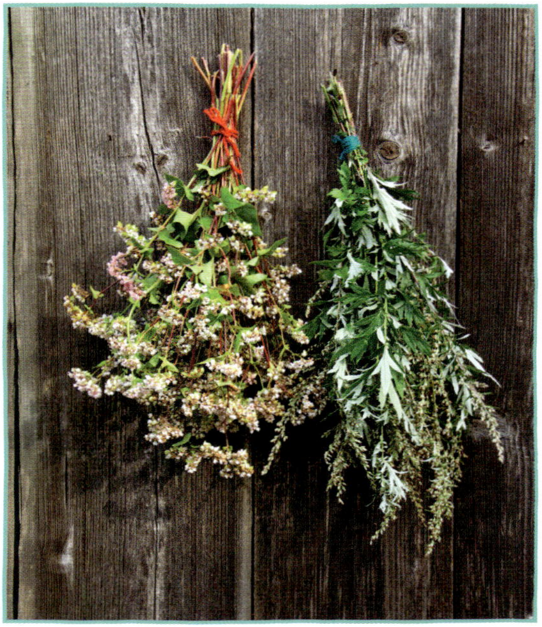
Tees aus getrockneten Bitterkräutern können helfen, schwierige Lebensphasen durchzustehen.

Nun können Bitterstoffe natürlich die Lebensumstände nicht ändern. Ganz sicher aber erhöhen sie den Energiepegel, machen stressresistenter und helfen dem Körper, sich auch in Krisenzeiten zwischendurch immer wieder zu regenerieren, zur Ruhe zu kommen und neue Kraft zu tanken. Bitterpflanzen, die in schwierigen Lebensphasen den Geist beleben, vitalisieren und den Stoffwechsel aktivieren sind zum Beispiel Wermut, Chinarinde, Schafgarbe, Tausendgüldenkraut, Bockshornklee und Kalmus. Bereiten Sie sich zweimal am Tag aus einer dieser Pflanzen eine Tasse frischen Tee zu: Pro Tasse einen Teelöffel der Bitterpflanze mit kochend heißem Wasser überbrühen und fünf bis zehn Minuten ziehen lassen. In kleinen Schlucken genießen, selbstverständlich ungesüßt!

Wie Krankheit entsteht

In vielen alten Medizinbüchern ist zu lesen, dass jede körperliche Krankheit geistige Ursachen hat. Die moderne Psychosomatik bestätigt das: Emotionale Befindlichkeiten wie Missempfindungen, psychische Irritationen, Ärger, Ängste und Unbehagen schlagen sich im Körper nieder – und zwar als Widerstand, Spannung und Verkrampfung. Je länger und intensiver negative Emotionen anhalten, umso mehr verfestigen sich diese Spannungen im Körper. Irgendwann entsteht ein Energiedefizit oder eine Blockade in bestimmten Organen oder Organsystemen. Damit manifestiert sich die Emotion.
Es bildet sich eine Verhaltensstörung und/oder die Funktionsstörung eines Organs heraus. Wie und wo sich das dann zeigt – ob als Magengeschwür, Immunschwäche, Ess- oder Schlafstörung oder durch andere Beschwerden – ist Typsache und eine Frage der persönlichen Schwachstelle(n).

Die richtige Balance zwischen Säuren und Basen

In den Organen und Geweben eines vollkommen gesunden Körpers sind mehr Basen als Säuren vorhanden. Konkret bedeutet das: In den Knochen, im Gewebe und in den Organen sind jede Menge Mineralien und Spurenelemente gespeichert – vor allem die basischen Mineralien Magnesium, Kalzium und Kalium.

Damit können die Organe ungestört ihrer Arbeit nachgehen. Die Hormondrüsen produzieren fleißig genau die Mengen an Botenstoffen, die der Körper für seine Systeme braucht. Enzyme stehen bereit, die Nahrung aufzuspalten, das Verdauungssystem, Herz und Kreislauf – alles funktioniert perfekt, und obendrein ist man auch geistig und mental ziemlich gut drauf. Man schläft gut, kann sich nach anstrengender Arbeit und Stress gut entspannen. Und wenn ein Notfall eintritt, greift der Körper auf seine wohlgefüllten Speicher zurück. Klingt fast zu schön, um wahr zu sein? Richtig. So einen Idealzustand wird man in der realen Welt kaum noch antreffen – höchstens vielleicht bei einem neu geborenen Säugling, wobei auch das nur gelten kann, wenn sich die Mutter während ihrer Schwangerschaft optimal ernährt hat.

Es ist heutzutage kein Geheimnis mehr, dass unsere Körper in der Regel zu „sauer" sind. Im Klartext: In unserem Organismus befinden sich deutlich mehr Säuren als Basen. Hauptursachen dafür sind Stress und Hektik, anhaltende physische oder psychische Spannungen, Medikamente, Bewegungsmangel, Verarmung unserer Lebensmittel an basischen Mineralien und eine falsche Ernährung – also eigentlich alles, was unseren Alltag so ausmacht.

Säuren machen krank, dick und schlechte Laune. Das mag hart klingen, aber es ist die grausame Wahrheit. Ein übersäuerter Körper hortet Toxine und Säuren und kann diese nicht loswerden. Er braucht dringend Bitterstoffe. Die sorgen nämlich dafür, dass Säuren in Basen umgewandelt und ausgeschieden werden können. Die Geschmacksinformation „bitter" legt im Körper einen Schalter um – auf Verdauen, Ausscheiden und Regenerieren. Eigentlich wäre es ganz einfach, dem Körper einen Schubs in Richtung basisch zu geben. Aber leider tun wir das viel zu selten.

Nehmen wir zum Beispiel, was ein gesunder Normalbürger am Tag so verzehrt: Morgens ein Fertigmüsli mit Milchkaffee, mittags Nudeln mit Hähnchenbrust, am Nachmittag ein Früchtejoghurt und abends ein „richtiges" Essen mit Steak, Basmatireis, Erbsen und Karotten. Klingt ziemlich gesund, oder? Ist es aber nicht, denn bis auf das Gemüse gehören alle genannten Lebensmittel zu den Säurebildnern.

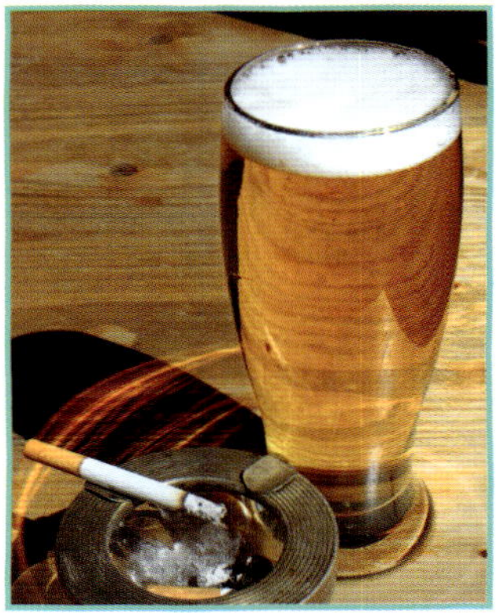

Auch in Bier stecken jede Menge Kohlenhydrate.

Kohlenhydrate aus Zucker und Getreide, wie sie im Fertigmüsli enthalten sind, Kaffee und Milchprodukte, Fleisch und Fisch gehören zu unseren Hauptnahrungsmitteln. Genau die sind aber daran schuld, dass in unserem Körper die Säuren überhandnehmen – von Zigaretten, Alkohol, Kaffee, Cola und Energydrinks ganz zu schweigen.

Das Problem bei Säuren: Sie nehmen uns die Mineralien weg. Aber fangen wir von vorne an: Da der pH-Wert des Bluts relativ konstant bleiben muss, wird er vom Körper immer in einem engen Bereich gehalten. Damit das so bleiben kann, muss der Organismus im Fall einer Übersäuerung auf seine Depots zurückgreifen. Sind diese jedoch leer, zieht er zum Beispiel das benötigte Kalzium aus der Knochensubstanz, weshalb man bei Übersäuerung immer auch an Osteoporose denken muss.

Ich habe die Erfahrung gemacht, dass ein Körper, der sich im Säuren-Basen-Gleichgewicht befindet, bereits 30 Prozent seiner Vitalkraft verloren hat! Das heißt: Selbst derjenige, der in einer Säure-Basen-Balance ist, und das sind die wenigsten von uns, besitzt nur etwa 70 Prozent seiner Vitalkraft.

Ein übersäuerter Körper befindet sich definitiv in einem Mangelzustand. Ihm fehlen in erster Linie die Mineralstoffe Magnesium, Kalzium und Kalium, ohne die vor allem die Ausscheidungsorgane nicht mehr richtig arbeiten können. Deshalb lagert der Körper Toxine und Säuren ein und kann sie nicht loswerden. Das merkt man dem betreffenden Menschen an: am teigig aufgequollenen Gesicht, am schwachen Bindegewebe, den Fettröllchen um die Taille, schlecht riechendem Schweiß – um nur ein paar der vielen Symptome zu nennen, die einen Säureüberschuss im Körper anzeigen. Früher oder später stellen sich dann die ersten Säure-Beschwerden ein. Völlegefühl, Magendruck, Sodbrennen, ein ungesundes Aussehen, fahle Haut, Augenringe, schlechte Verdauung. Irgendwann folgen dann die ersten Anzeichen der klassischen Zivilisationskrankheiten wie Altersdiabetes, Bluthochdruck, Übergewicht, Gicht und Arthrose, Schmerzsyndrome.

Gerade im Anfangsstadium solcher Störungen bestehen große Chancen, die Beschwerden wieder vollkommen loszuwerden. Als Erstes sollte man dafür sorgen, dass die Säuren verschwinden und dem Körper wieder genügend Basenreserven zu Verfügung stehen. Also kräftig entsäuern! Das funktioniert ganz wunderbar mit drei Maßnahmen: der regelmäßigen Einnahme von Basenpulvern, einer überwiegend basischen Ernährung und last but not least mithilfe der auf so vielen Gebieten hilfreichen Bitterstoffe, die die basophilen (basenproduzierenden) Drüsen ankurbeln und entscheidend dazu beitragen, dass sich im Körper Basen bilden. Wer so eine Kur jemals konsequent über ein paar Wochen durchgezogen hat, spürt die Wirkung sehr schnell. Sobald der Organismus genügend Mineralien gehortet hat und sich im „basenüberschüssigen" Zustand befindet, verschwinden oder bessern sich die meisten Symptome ganz von alleine. Man fühlt sich wohler und vital, kann sich leichter bewegen, Schmerzen verschwinden, werden schwächer oder treten seltener auf. Auf jeden Fall schaffen Basen die Grundlage, dass Heilung überhaupt stattfinden kann.

Wenn Sie noch mehr für sich tun möchten, blättern Sie bitte weiter auf Seite 52 zum Absatz unter dem Titel „Entgiften, entsäuern, erneuern".

Exkurs: Säuren und Basen

Säuren und Basen sind Gegenspieler. Die beiden chemischen Verbindungen sind in Lebensmitteln enthalten und werden auch vom Körper selbst produziert. Säuren entstehen vermehrt, wenn Verdauungsorgane wie Magen, Bauchspeicheldrüse, Leber und Gallenblase nicht mehr richtig funktionieren. Dann können basische Lebensmittel und Kräuter mit Bittersubstanzen den Säureüberschuss neutralisieren, die Organfunktionen optimieren und den reibungslosen Ablauf der Stoffwechselprozesse wiederherstellen.

Die Maßeinheit für Säuren und Basen ist der pH-Wert. Die Skala reicht von pH 0 (äußerst sauer) über pH 7 (neutral) bis pH 14 (äußerst basisch).

In unseren Organen und Körpersystemen herrschen ganz unterschiedliche pH-Werte vor, dementsprechend fühlen sich im jeweiligen Milieu nur bestimmte Mikroben wohl. Im Verdauungstrakt kann man das sehr gut beobachten. Im Mundraum geht es leicht basisch zu, im Magen hingegen wird es mit pH-Werten zwischen 1, 2 und 3 schon ausgesprochen sauer. Im Zwölffingerdarm sorgt der alkalische Saft der Bauchspeicheldrüse für ein extrem basisches Klima, während im Dickdarm wieder die Säuren vorherrschen.

SÄUREN UND BASEN IN UNSEREN LEBENSMITTELN

Stark säurebildend

- Fleisch und Wurst
- Fisch
- Eier
- Milchprodukte wie Frischkäse
- Käse (außer altem Hartkäse)
- Wurst
- Weißmehl und Weißmehlprodukte wie Brot, Nudeln, Knödel
- Schokolade (je geringer der Kakaoanteil, desto stärker säurebildend)
- Kakao mit Milch und Zucker
- Kaffee (Filterkaffee stark, Espresso mäßig)
- Schwarzer Tee
- Industriezucker und zuckerhaltige Produkte
- Nüsse (je nach Sorte mäßig bis stark)
- Geschälter (polierter) Reis
- Limonaden
- Hochprozentiger Alkohol

Schwach säurebildend

- Vollmilch
- Buttermilch
- Sauermilch (schwach bis mittel)
- Joghurt (schwach bis mittel)
- Quark (schwach bis mittel)
- Vollkornschrot, Vollmehl, Vollkornbrot
- Vollkornknäckebrot
- Bier
- Alter Hartkäse

Neutrale Lebensmittel

- Butter
- Walnüsse
- Leitungswasser
- Kaltgepresste native Pflanzenöle wie Oliven-, Sonnenblumen- oder Kürbiskernöl
- Gutes, unbelastetes Wasser ohne Kohlensäure

SÄUREN UND BASEN IN UNSEREN LEBENSMITTELN

Schwach basenbildend

- Sahne (wenn pasteurisiert, ist sie eher neutral)
- Getreidekaffee
- Trockenobst
- Rübensirup
- Apfelkraut
- Sojavollmehl
- Weizen- und Dinkelkeime
- Trockener Wein (nur bei jüngeren Menschen, sonst eher sauer wirkend)
- Stilles Mineralwasser
- Mandeln

Stark basenbildend

- Vollreif geerntetes Obst (mäßig bis stark)
- Tropisches Obst
- Fruchtgemüse wie Auberginen, Kürbis, Zucchini, Paprika, Tomaten
- Gemüsebrühe
- Küchenkräuter und Gewürze wie Petersilie, Schnittlauch, Majoran, Dill, Basilikum, Paprika, Pfeffer
- Blattgemüse und Blattsalate wie Spinat, Mangold, Kohl, Feldsalat
- Knollengemüse wie Kohlrabi
- Wurzelgemüse wie Karotten, Pastinaken, Sellerie, Rote Bete
- Lauchgewächse wie Frühlingszwiebeln, Zwiebeln, Lauch
- Gurken
- Rhabarber
- Kartoffeln
- Süßkartoffeln
- Nicht polierter brauner Reis
- Hirse
- Mais
- Amaranth
- Quinoa
- Pfifferlinge und Steinpilze (mäßig bis stark)
- Bitterkräuter

Für ein neues Darm-Bewusstsein

Wie sehr die Bedeutung des Darms unterschätzt wurde, ist vielen Menschen erst vor kurzem klar geworden. Das Buch einer jungen Medizinstudentin hat Ärzte und Patienten gleichermaßen wachgerüttelt und das Thema „Darm“ auf charmante Art enttabuisiert. Es ist ein regelrechtes „Darmbewusstsein“ entstanden. Inzwischen wurden weitere Bücher dazu auf den Markt gebracht, es gibt neue Studien, Erkenntnisse und große Fortschritte bei der Behandlung schwerer Darmkrankheiten wie Morbus Crohn oder Colitis ulcerosa. Aus meiner Sicht war das lange überfällig. Hippokrates (gest. um 370 v. Chr.), eine der faszinierendsten Gestalten der Medizingeschichte, hat den oft zitierten Satz: „Der Tod sitzt im Darm“ geprägt. Ich würde das lieber umgekehrt formulieren, nämlich: „Gesundheit beginnt im Darm“. Nicht von ungefähr untersuchen naturheilkundlich und ganzheitlich arbeitende Ärzte und Heiler heute bei den meisten Patienten oft als Erstes die bakterielle Darmbesiedelung und raten bei einer sogenannten Dysbiose zu einer Sanierung. Bestimmte Kräuterkombinationen, zumeist in Kapselform verabreicht, töten zunächst Parasiten und krankmachende Mikroben, danach wird der gereinigte Darm wieder mit guten Bakterien besiedelt. **Sehr hilfreich wirken dabei Bitterstoffe, denn Sie verändern das Darmmilieu, sodass die guten Bakterien besser gedeihen können und die schlechten absterben!**

Schon *ein* Verdauungsorgan, das nur mittelmäßig arbeitet, kann eine Menge Probleme bereiten. Magenverstimmungen, Blähungen und Sodbrennen sind so verbreitet, dass wir meinen, sie gehörten zum Leben dazu. Dass dem nicht so sein muss, erfährt jeder, der sich einmal dazu entschließt, grundsätzlich vor jeder Hauptmahlzeit einen Bittertee zu trinken und Bittersubstanzen in seine Ernährung zu integrieren.

Auch bei diffusen Beschwerden sind Bitterkräuter ein wirksames Mittel. Gehören Sie zum Beispiel zu den Menschen, die morgens mit einem flachen Bauch aufwachen und jeden Abend mit einer Kugel wie im siebten Monat zu Bett gehen? Oder die abwechselnd eine zu gute und eine zu schlechte

Verdauung haben? Die der Magen nach beinahe jedem Essen drückt? Spüren Sie manchmal eine leichte Übelkeit? Dann ist bei Ihnen wahrscheinlich ein wenig mehr in Unordnung geraten. Viele Ärzte sprechen bei solchen und anderen unklaren Symptomen von einem „Reizdarm" oder *colon irritabile*.

Das Aus für Candida

Nach der Einnahme von Antibiotika, nach chirurgischen Eingriffen oder Krankenhausaufenthalten zieht man sich leicht eine Candida-Infektion zu. Dieser Pilz befällt bei Frauen mit geschwächtem Immunsystem oft zuerst die Vagina und wandert von dort häufig weiter über den Anus in den Darm, manchmal nistet er sich sogar in der Mundhöhle ein. Eine solche Infektion muss oft mit schulmedizinischen Medikamenten behandelt werden. Ich empfehle bei einer Candida-Therapie aber immer zusätzlich Bitterstoffe, um die Regeneration der Darmschleimhaut zu unterstützen. Während der Anti-Pilz-Therapie muss man komplett auf Zucker, Weißmehlprodukte und Alkohol verzichten, also auf genau die Lebensmittel, die den Pilz ernähren. Amara helfen auch dabei, vom Zucker loszukommen (bitte beachten Sie hierzu auch den Kasten über Heißhunger auf Seite 70).

Bitter is better – und zwar vor dem Essen!

Bitterstoffe entfalten ihre Wirkung optimal, wenn sie zwischen 10 und 15 Minuten vor dem Essen eingenommen werden. Lassen Sie nach einem bitteren Apéritif also gerne ein wenig Zeit verstreichen, bevor Sie mit dem Essen beginnen. Und dann, wenn möglich, immer mit dem Salat beginnen, der idealerweise bitter schmeckende Kräuter wie Chicorée, Endivien oder Radicchio enthält oder vielleicht sogar das eine oder andere Wildkraut aus dem Garten. Das Grünzeug vorweg wirkt wie ein „gegessener Apéritif" – ein fabelhafter Begleitschutz für die Verdauungsorgane, der die Nahrung bekömmlich macht und sie leichter durch den Körper lotst.

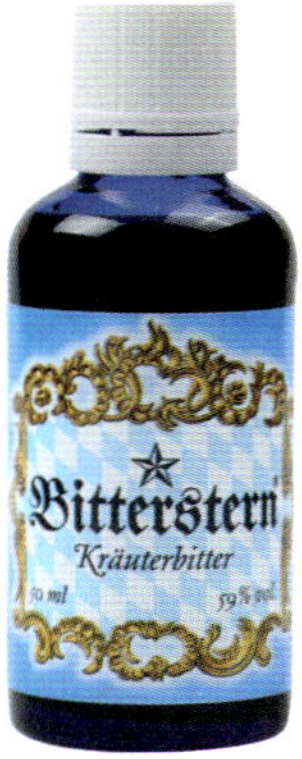

Wenn Sie noch mehr für sich tun möchten, hier zwei weitere Vorschläge: Trinken Sie vor dem Essen eine Tasse bitter schmeckenden Tee, zum Beispiel aus löslichem Bitterpulver. Ein Teelöffel davon in einer Tasse

Wasser aufgelöst, ist ein wunderbarer Appetitanreger und Verdauungshelfer. Das mag ungewöhnlich klingen, aber man kann sich ziemlich schnell daran gewöhnen, zumal sich die wohltuende Wirkung sehr bald einstellt. Noch eleganter machen es Bitterfans, die in der (Hand-)Tasche immer ein Fläschchen mit einer alkoholischen Bittertinktur mit sich führen. Davon träufelt man vor der Mahlzeit ein paar Tropfen direkt auf die Zunge oder trinkt sie in einem Glas zusammen mit einem Schluck Wasser. Für welche Lösung(en) Sie sich auch entscheiden mögen, die Wirkung bleibt die gleiche: Ihnen wird das Wasser im Mund zusammenlaufen, und Sie bekommen mächtig Appetit!

Entgiften, entsäuern, erneuern

Warum haben die Märzausgaben vieler Magazine besonders hohe Auflagen? Wegen der Frühjahrsdiäten! Die sind so erfolgreich, dass viele Zeitschriften dazu übergegangen sind, auch im Sommer, Herbst und Winter Detox-Programme zu veröffentlichen. Inzwischen läuft das Entgiftungsbusiness auch in den Hotels ganzjährig auf Hochtouren. Manager und geldige Geschäftsleute finden sich in teuren Privatkliniken zum Heilfasten ein, machen Spezialdiäten und Vitalstoffkuren. Promis lassen sich gegen Bezahlung während der Schlankheitskur filmen. In gewissen Kreisen gehört es zum guten Ton, ein- oder zweimal im Jahr zu entgiften.

Endlich mal eine gute Modeerscheinung! Machen Sie mit! Am Ende des Buchs finden Sie eine komplette Bitterstoffkur, die Sie in nur acht Wochen zu einem neuen Menschen werden lässt.

Mit Bitterstoffen haben wir die große Chance, das Zivilisationsproblem Übersäuerung, im Fachjargon „chronische Azidose“, in den Griff zu bekommen. Während Basenpräparate die Übersäuerung des Körpers passiv regulieren, werden die basischen Bitterstoffe selbst im Körper aktiv. Sie regulieren alle Stationen und Organe des Verdauungssystems. Vor allem aber regen sie die bereits erwähnten basophilen Drüsen im Verdauungstrakt dazu an, kräftig körpereigene Basen zu bilden. Diese Basenreserven bauen Säuren im Gewebe ab und helfen dem Körper, sie loszuwerden.

Aus diesem Grund sind Bitterstoffe ausgezeichnete Entgiftungsmittel. Nicht nur Fäulnisprodukte, Gifte, Säuren, Schlacken und schlechte Stoffwechselrückstände, auch Wasseransammlungen und Verschleimungen werden sanft ins Aus befördert. Raus mit dem alten Zeug!

Schauen Sie sich das Gesicht, die Haut, den Körper eines Menschen an, dessen Verdauungssystem beim Detoxen grundlegend gereinigt und regeneriert worden sind: Die Augen sind klar und strahlen, die Haut ist rein und gut durchblutet, die Gesichtszüge klar, ein paar überflüssige Pfunde an der Taille und in der Hüftregion sind ganz nebenbei verschwunden. Und was für ein Lebensgefühl! Ich kenne eine Menge Leute, die nach so einer beflügelnden Kur nicht nur die Ernährung umgestellt, sondern wie in einer Kettenreaktion auch den Kleiderschrank und die Wohnung entrümpelt und danach auch alles Weitere im Leben entsorgt haben, was nicht mehr hineingehörte.

Auf zum Neustart mit Bitterstoffen! Falls es Ihnen nicht möglich ist, die achtwöchige Bitterstoffkur durchzuziehen, lege ich Ihnen alternativ eine zwei- bis vierwöchige Löwenzahnkur ans Herz. Dadurch wird Ihr Alltag so gut wie gar nicht beeinträchtigt, und Sie entgiften trotzdem. Sie haben dazu zwei Möglichkeiten.

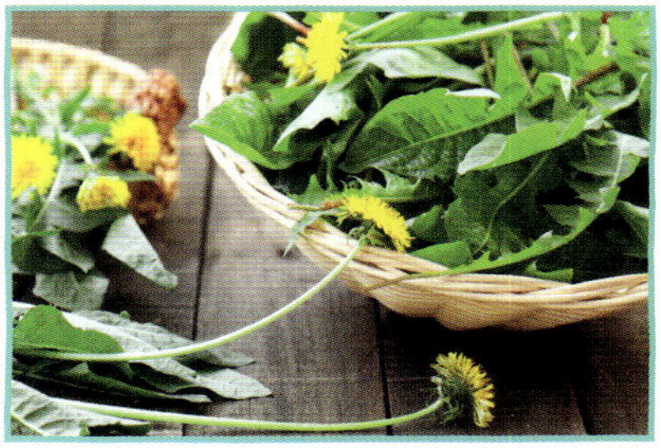

Löwenzahn – eine unserer wichtigsten einheimischen Detox-Pflanzen

Die erste: Sie benutzen getrocknete Teekräuter. Einen Teelöffel Löwenzahntee in ¼ Liter kaltem Wasser aufsetzen, eine Minute aufkochen und zehn Minuten ziehen lassen. Dann durch ein Sieb abseihen und jeden Tag vor dem Essen ein oder zwei Tassen davon trinken.

Die zweite: Sie besorgen sich in der Apotheke einen frischen Löwenzahn-Presssaft und nehmen täglich 1 Esslöffel davon zu sich. Halten Sie das aber bitte mindestens zwei Wochen lang durch, denn so viel Zeit braucht Ihre Darmschleimhaut nämlich, um Ihr Innenleben rundzuerneuern.

Diäten und Appetitzügler

In Sachen Übergewicht sind wir den Amerikanern dicht auf den Fersen. Jede zweite in Deutschland lebende erwachsene Frau und zwei Drittel der Männer haben zu viel Fett um Bauch und Hüften, und auch die Jungen legen kräftig zu. Rund 13 Prozent der Kinder zwischen 6 und 10 Jahren sind stark übergewichtig.

Nun wissen wir inzwischen, dass der Bodymass Index (BMI) als Maßeinheit für gesundes Gewicht schon lange nicht mehr der Weisheit letzter Schluss ist. Er lässt zum Beispiel die Bedeutung des Bauchfetts außer Acht, das lange unterschätzt wurde. Lesen Sie dazu bitte auch den Kasten „Gefährliche Fülle in der Leibesmitte“ auf Seite 57. Zurzeit gilt der ABSI (A Body Shape Index, auf Deutsch „Körperschema-Index“) als beste Methode, das Gesundheitsrisiko einer Person anhand ihres Körpergewichts einzuschätzen. ABSI berücksichtigt mehr Parameter, allerdings ist die Berechnung ziemlich kompliziert. Rechner dafür finden Sie im Internet.

In den Medien wird derweil das Thema „Übergewicht“ kräftig bedient. In Fett-weg-Shows gewinnt der „biggest loser“, in Diätkolumnen kommen Ernährungsexperten zu Wort, verschiedene Diätformen werden diskutiert. Dem neuesten Stand der Forschung zufolge ist die Low-Carb-Variante, bei der man wenig Kohlenhydrate und viel (tierisches und pflanzliches) Eiweiß und Fett zu sich nimmt, die gesündeste Ernährungsweise, bei der man nebenbei ohne Kalorienzählen Pfunde verliert. Dies ist aber in Wirklichkeit nichts anderes als ein weiterer Hype, denn Studien zeigen inzwischen, dass die Besserungen nach etwa 12 Monaten langsam wieder verschwinden. Ein Teil der Anfangserfolge dürfte auf das Wegfallen von Zucker zurückzuführen sein, womit auch viele Nahrungsmittelunverträglichkeiten von alleine verschwinden. Durch die Kostumstellung erfährt der Körper zuerst eine enorme Entlastung, aber nach einer gewissen Zeit kommen die Nachteile dieser Ernährung schleichend zum Vorschein: Das viele schwerverdauliche tierische Protein kann nicht umgesetzt werden und wird langsam überall im Körper eingelagert, im

Bindegewebe, in den Blutgefäßen, den Gelenken und so weiter. Professor Lothar Wendt hat diese Problematik über 30 Jahre lang beforscht, aber sein Buch *Die Eiweißspeicherkrankheiten* stieß leider nur auf Unverständnis. Also Finger weg von dieser Ernährungsform! Wenn überhaupt, dann sind eiweißbetonte Diäten nur wenige Monate lang sinnvoll und auch dann nur in einer abgemilderten Form. Daher bitte keine Atkins-Diät!

Die hauptsächlichen Dickmacher, darüber sind sich heute ziemlich alle Ernährungsforscher einig, sind Zucker und Weißmehl. Daran kann also kein Zweifel mehr bestehen. Noch einen weiteren Fortschritt haben uns die „Diätpäpste" endlich nach vielen Jahren des Herumirrens gebracht: Es werden nicht mehr jene einseitigen Diätformen propagiert, bei denen man in den gefürchteten Jojo-Effekt hineinschlittert. Bis vor 10, 20 Jahren wurden damit die meisten Schlankheitsdiäten ad absurdum geführt, weil die Probanden nach der Schmalkost oft mehr Pfunde wieder zulegten, als sie zuvor hatten loswerden wollen.

Warum wir ernsthaft die Finger vom Zucker lassen sollten

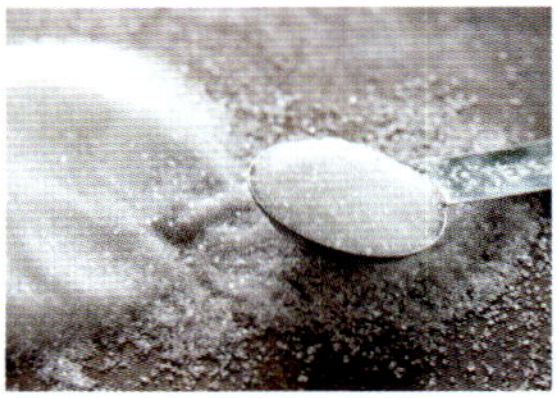
Kristallzucker

Krebszellen lieben Zucker. Denn Zucker ist eine Art Treibstoff für sie. Glukose, Fruktose und viele andere Zuckerarten liefern ihnen Energie und bieten ihnen die Chance, aus ihrem Ruhezustand heraus aktiv zu werden und Tumore zu bilden. Das ist leider nicht so lustig, wie es sich liest, denn es ist wahr. Im Januar 2016 wurde offiziell wissenschaftlich bestätigt, dass Zucker das Wachstum von Brustkrebs begünstigt.[1] Vor allem Haushaltszucker und Maissirup, die in fast jedem Fertigprodukt stecken, seien dafür verantwortlich. Und ist der Krebs erst einmal da, kann Zucker die Gefahr der Bildung von Metastasen in der Lunge steigern. Sogar ein gemäßigter Zuckerkonsum wird von den Wissenschaftlern schon als „kritisch" eingestuft. Wenn Sie sich also zu den Zuckerjunkies zählen, kann Ihnen dieses Buch einen Weg aus der Zuckerfalle zeigen. Es ist viel leichter, als Sie denken!

[1] Quelle: University of Texas M.D., Anderson Cancer Center

Ein ganz großes Problem bei allen Diäten ist nach wie vor der Heißhunger, dem ich am Ende dieses Kapitels einen eigenen Beitrag widme.

Was haben Bitterstoffe mit alledem zu tun? Ich behaupte, dass ohne sie ein vernünftiges Abnehmen gar nicht möglich ist. Sie sind die besten Fatburner, die unsere Natur je hervorgebracht hat. Das hat mehrere Gründe:

Bitterstoffe

- **bremsen den Appetit. Durch den bitteren Geschmack fließen die Verdauungssäfte schneller und ausgiebiger. Damit lässt der Hunger schneller nach, wir fühlen uns früher satt und essen damit automatisch weniger.**

- **vermindern Essgelüste und hier natürlich ganz speziell die Lust auf Süßes. Während der süße Geschmack Lust auf immer mehr macht, lässt uns der bittere Geschmack nur dann essen, wenn wir wirklich Hunger haben.**

- **sind in der Regel in Nahrungsmitteln mit deutlich weniger Kalorien enthalten als zum Beispiel süß Schmeckendes. Damit sind sie beim Abbau von Übergewicht doppelt wirksam.**

- **optimieren die Verdauung, wodurch die Nährstoffe vom Körper bestens in Energie verwandelt werden, statt am Bauch und an den Hüften zu landen.**

- **tonisieren das Bindegewebe. Darüber freuen sich vor allem Frauen, die unter Inkontinenz oder Cellulite leiden und/oder deren Gewebe dazu neigt, schnell schlaff zu werden.**

Alles in allem also jede Menge guter Gründe, dem bitteren Geschmack in der Liste der besten Schlankheitsmittel einen Ehrenplatz einzuräumen.

Gefährliche Fülle in der Leibesmitte

Übergewicht ist niemals gut. Ob und in welchem Maß es krankmacht, hängt, so weiß man heute, vor allem von der Verteilung der Fettmasse ab. „Apfeltypen", bei denen sich die Fettpolster überwiegend an Bauch und Taille festsetzen, sind in dieser Beziehung benachteiligt. Bei ihnen sammelt sich fast immer auch im Inneren des Bauchraums Fett an, das die dort liegenden Organe wie Bauchspeicheldrüse, Leber, Niere, Darm oder auch die Bauchschlagader umhüllt. „Birnentypen", bei denen das Fett an Po, Hüften und Oberschenkeln angesiedelt ist, sind dagegen geringeren Gesundheitsrisiken ausgesetzt. Ihr Fettdepot gilt als Reserve für Notzeiten und verhält sich relativ passiv.

Ganz anders hingegen das fachsprachlich auch „Viszeralfett" genannte Fettgewebe in der Körpermitte. Es verhält sich wie ein eigenständiges Organ. In ihm werden viele Hormone und Botenstoffe produziert, die Entzündungsprozesse in den Gefäßen in Gang setzen und damit im gesamten Körper eine Art Schwelbrand entfachen, der viele Krankheiten auslösen kann. Tatsächlich wurde bisher kein anderes „Körperorgan" so lange unterschätzt wie das Fett im Inneren des Bauchraums.

Inzwischen müssen sich sogar sonst schlanke Personen mit „Lovehandles", wie die Taillenpolster gerne verharmlosend genannt werden, Sorgen machen. Neue Studienergebnisse zeigen, dass Menschen mit Normalgewicht, deren Bauchumfang über der Norm liegt, sogar stärker infarkt- und schlaganfallgefährdet sind als die Pummeligen mit gleichmäßig über den Körper verteilten Polstern.

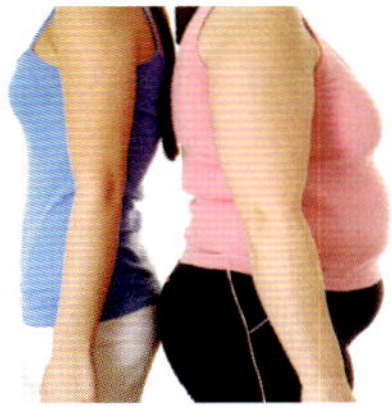

Bauchfett gilt als besonders gefährlich.

Ein starkes Herz und ein stabiler Kreislauf

Bitterstoffe haben zwei sehr gegensätzliche Eigenschaften: Zum einen regen sie an, stärken, tonisieren und vitalisieren, zum anderen entspannen, beruhigen und regenerieren sie. Das Herz-Kreislauf-System profitiert von beiden Wirkungen. So wird einerseits die Herztätigkeit aktiviert, der Kreislauf kommt in Schwung, und die Gefäße werden elastischer. Gleichzeitig sorgt der Parasympathikus dafür, dass der Organismus leichter in den Ruhemodus gelangt und der Körper sich entspannen kann, wenn die Zeit dafür gekommen ist.

Indirekt profitiert auch das Herz von einem gesunden Darm. Der fördert nämlich die Bindung von Eisen und regt so den Körper zur Blutbildung an, was wiederum die Herztätigkeit stärkt, den Gefäßtonus anhebt und den Blutkreislauf stabilisiert. Alles in allem also eine überaus positive Kettenreaktion. Die Folgen sind deutlich spürbar, wenn mit der Zeit der gesamte Energielevel ansteigt. Besonders deutlich merkt man das beim Sport. Der Körper wird leistungsfähiger, hält länger durch. Hinzu kommt, dass bei hartem Training die Muskeln immer wieder übersäuern. Muskelkater kommt von Überbeanspruchung und dabei Schädigung der Muskelfasern und Übersäuerung der Muskulatur durch die gehäufte Bildung von Milchsäure. Sportler können ihre Leistungen steigern, indem sie basenüberschüssige Nahrung und zusätzlich Basenpulver zu sich nehmen und die Basenbildung außerdem durch Bitterstoffe fördern.

Schmerzen im Bewegungsapparat

Rheuma, Gicht, schmerzende Gelenke, Neigung zu Hexenschuss, häufige Rückenschmerzen, verspannte Schultern: Probleme des Bewegungsapparats können viele Ursachen haben: Sie können genetisch bedingt sein, durch Fehlhaltungen entstehen, durch Bewegungsmangel und einen Sitzberuf. Bei Verspannungen spielen oft auch psychische Ursachen eine Rolle, zum Beispiel Stress, Angst, negative Emotionen. Aber: Ein entspannter Muskel, in dem keine Säuren, sondern Basen vorherrschen, macht keine Probleme. Nehmen Sie Basenpulver ein und integrieren Sie in Ihre Nahrung so viele Bittersubstanzen wie nur möglich, damit Ihr Körper die Nährstoffe bekommt, die ihn von sauer auf basisch umstimmen.

Kraftquelle bei Erschöpfung

Wir sind immer öfter immer schneller müde. Erschöpfung ist Teil unseres Lebens. Aus Angst um den Arbeitsplatz nehmen wir hin, dass uns zu viel aufgeladen wird, wir überfordern uns manchmal freiwillig noch dazu. Wir sind den ganzen Tag über zielorientiert unterwegs, immer auf der Suche nach noch mehr Effektivität, Produktivität, Kreativität.

Zeitpläne müssen eingehalten, Leistungen innerhalb bestimmter Zeiten erbracht werden. Das geht viele Jahre gut, aber nach und nach verlassen uns die Kräfte dann doch, wir halten nicht mehr so viel aus wie früher. Gleichzeitig gehen die Leichtigkeit und die Motivation flöten, womit man vieles ausgleichen konnte. Wer keinen Lottogewinn einfährt und seinen Job nicht hinschmeißen kann, sollte Bitterstoffe zu seinem täglichen Begleiter machen. Sie werden seit Jahrhunderten gegen seelische und körperliche Erschöpfung eingesetzt. Lassen Sie sich in der Apotheke oder im Kräuterfachgeschäft eine Teemischung aus Bitterkräutern herstellen, in der die Kraft des Frühlings gespeichert ist – wie in Löwenzahn, Birkenblättern, Brennnesseln und Schafgarbe und machen Sie eine vier- bis sechswöchige Teekur: Jeden Morgen eine Thermoskanne voll aufgießen und den Tee über den Tag verteilt trinken.

Tee ist nicht gleich Tee

Wer gerne und viel Schwarz- oder Grüntee trinkt, kennt den enormen Geschmacks- und Qualitätsunterschied zwischen ganzen Teeblättern in 1a-Qualität und dem Tee aus Teebeuteln. Genau dasselbe gilt für Kräutertees ganz allgemein und für Bittertees im Speziellen: Qualitativ hochwertige Teekräuter sollten lose gekauft werden, damit sie sich im Teesieb entfalten können. Im Übrigen ist auch die Frage, wo man seinen Bittertee am besten kauft, eine Überlegung wert. Kräuter, die von Discountern angeboten werden, können mit Schadstoffen belastet sein. Vor allem Ware aus China kann Schwermetalle enthalten. Achten Sie also darauf, Ihre Kräuter entweder von renommierten Herstellern zu kaufen oder beziehen Sie Ihre Tees direkt aus der Apotheke. Eine Alternative sind Kräuterbitter in der Flasche – aber aufpassen: Auch hier gibt es große Unterschiede, und nicht alles, was teuer ist, ist automatisch auch gut.

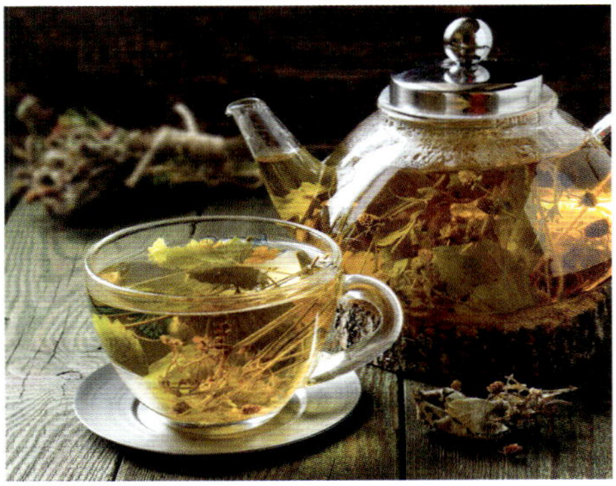

Teekräuter sollten lose schwimmen, um sich voll entfalten zu können.

Ein klarer Geist

Wer regelmäßig Bittersubstanzen zu sich nimmt, sei es über die tägliche Nahrung, mit Kräutertees, Bitterpulvern oder -tinkturen, muss sich um sein Gedächtnis und die Konzentrationsfähigkeit weniger Sorgen machen. Bitterstoffe stärken die Blutgefäße im gesamten Körper. Sie sorgen dafür, dass die Arterien elastisch bleiben und sich an den Wänden keine Ablagerungen bilden. Das alles gilt auch für die Halsschlagader, die unser Gehirn versorgt. Und im Übrigen wissen wir: Ein Mensch mit klarem Geist wirkt immer jung.

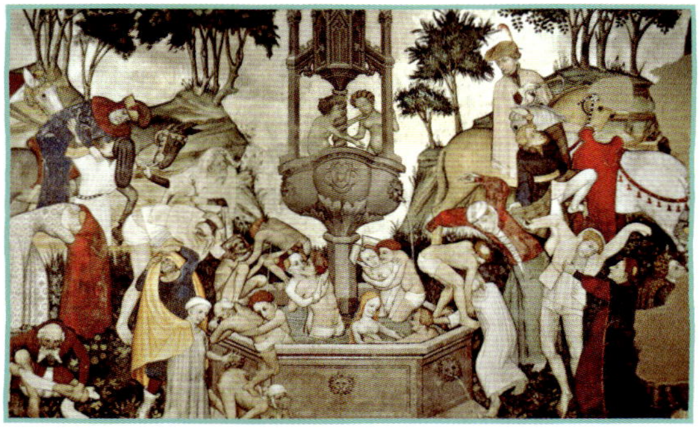

Alt hineinkriechen, jung heraushüpfen – der Traum vom Jungbrunnen.

Alterungsprozesse verlangsamen

Klar, wir möchten gesund älter werden, dabei deutlich jünger aussehen, selbstverständlich bis ins hohe Alter aktiv und leistungsfähig bleiben, möglichst attraktiv und gerne auch ein bisschen sexy sein.

Bitterstoffe werden zu Recht als „Jungbrunnen" bezeichnet. Ich sage Ihnen warum: Je älter wir werden, desto mehr Unterstützung brauchen unsere Ausscheidungsorgane. Die Leber arbeitet nicht mehr so gut wie früher, die Haut büßt ihre Fähigkeit ein, Toxine und Säuren durch Schwitzen auszuscheiden. Vor allem unsere Nieren tun sich mit zunehmendem Alter schwer, die Säuren auszuscheiden. Auch der Stoffwechsel entgleist mehr und mehr: durch viele kleine chronische Entzündungen, Fehlfunktionen und durch Giftbelastungen, wodurch noch mehr Toxine und Säuren entstehen, die das Stütz- und Bindegewebe belasten.

Eine schon länger bestehende Übersäuerung hat in reifen Jahren deutlich schwerer wiegende Folgen als bei jungen Menschen und ist eine der

Hauptursachen für die Zunahme der sogenannten Zivilisationskrankheiten. Die gute Nachricht: Man kann den biologischen Alterungsprozess verlangsamen. Wichtigste Maßnahme: eine konsequent basische Lebensweise, also eine basenüberschüssige Ernährung, regelmäßige Entspannungspausen und Bewegung. Eigentlich sollte jede Anti-Aging-Kur mit einer tief greifenden Entsäuerung des Körpers beginnen. Ein basisches Milieu verzögert die Altersprozesse. Bitterstoffe sind in dieser Beziehung fast schon ein Zaubermittel, weil sie die Zellaktivität beschleunigen und fast alle Organe in Bewegung halten. Bittersubstanzen wirken auf nahezu alle Körpersysteme. Sie tonisieren das vegetative Nervensystem, aktivieren und regulieren Herz und Kreislauf, halten die Blutgefäße elastisch, sorgen für eine gute Durchblutung von Haut und Gewebe, fördern die Blutbildung, hemmen Entzündungen. Was wollen Sie mehr, um in Ihren reifen Jahren gesund und voller Kraft die Früchte Ihres Lebens genießen zu können!

Leber, Galle und Bauchspeicheldrüse werden stimuliert und regeneriert

„Bitter macht die Leber froh", das ist ein alter Medizinerspruch. Es ist mittlerweile erwiesen, dass Virusinfektionen wie Hepatitis, aber auch Tablettenmissbrauch, zu viel Zucker, Weißmehl, viele Fette und/oder zu viel Alkohol die Leberfunktion einschränken und früher oder später zu einer Fettleber führen können. 40 Prozent aller Deutschen leiden unter diesem Phänomen, das unbehandelt im schlimmsten Fall in eine Leberzirrhose und in Leberkrebs ausarten kann. Nicht selten kämpfen Leberpatienten auch mit weiteren Störungen, nämlich Diabetes Typ 2 und Gicht. Eine Fettleber tut sich schwer, ihre Hauptaufgabe, das Entgiften wahrzunehmen. Deshalb gilt es, bei dieser Diagnose deutliche Konsequenzen bezüglich des Lebensstils zu ziehen. Medizinisch unterscheidet man zwischen einer alkoholischen und einer nichtalkoholischen Fettleber. Letztere wird vor allem durch industriell verarbeitete Lebensmittel verursacht, die hauptsächlich aus Weißmehl, Zucker und Industriefetten bestehen. Hier seien ganz besonders die gehärteten Fette erwähnt, die

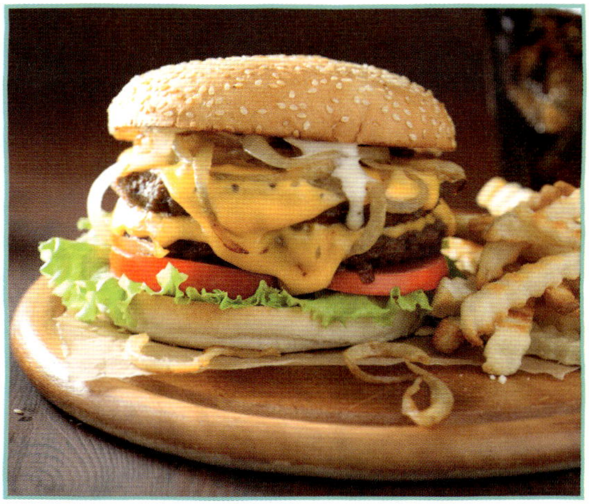

Das Salatblatt kann nicht darüber hinwegtäuschen: Transfette im Burger sind definitiv ungesund!

Ursache für eine ganze Menge von Volkskrankheiten und Beschwerden – angefangen bei Entzündungen, die später zu Arteriosklerose und Diabetes bis hin zu Allergien und Übergewicht werden können. Sogar für psychische Symptome wie Aggression, Apathie und depressive Verstimmungen werden die „Transfette" verantwortlich gemacht. Das Croissant am Morgen, der Burger zum Lunch, der Karamell-Macchiato zwischendurch, und abends, nun ja, da schiebt man sich schnell eine Tiefkühlpizza in den Ofen und knabbert anschließend vor dem Fernseher Erdnussflips.

Früher oder später rebelliert die Leber, weil sie mit den aggressiven Fetten nicht mehr klarkommt. Und wir werden müde, immer müder. Und dicker, immer dicker. Und irgendwann auch krank. Sobald wir anfangen, uns bewusster zu ernähren und zusätzlich Bitterstoffe zu uns zu nehmen, beginnt sich der gesamte Stoffwechsel zu regenerieren.

Leber, Gallenblase und Gallenwege sind eine organische Funktionseinheit. In den Leberzellen wird der Gallensaft produziert und in der Gallenblase gespeichert. Sobald eine Verdauungstätigkeit ansteht, wird die Gallenflüssigkeit von der Gallenblase in den Dünndarm abgegeben. Wer es mit der Galle hat, bekommt das nach fettem und reichhaltigem Essen zu spüren. Aufstoßen, leichte Übelkeit, Unwohlsein und Völlegefühl: Das sind die klassischen Symptome, wenn dem Körper zu wenig Gallenflüssigkeit zur Verfügung steht.

Bitterstoffe haben einen sogenannten choleretischen Effekt: Sie regen die Leberzellen an, mehr Gallensekrete zu bilden. Gleichzeitig können sie den Abfluss der Sekrete über die Gallengänge verstärken. Das ist dann der sogenannte cholekinetische Effekt.

Leber und Galle profitieren zwar grundsätzlich von allen Bitterpflanzen, aber für sie stellt uns die Natur ganz spezielle Heilkräuter zur Verfügung, zum Beispiel Wermut und Kurkuma, Artischocke und Bitterholz. Der seit vielen Jahrhunderten bewährte Spitzenreiter unter den „Leberpflanzen" jedoch ist die Mariendistel, darin sind sich die Ärzte der europäischen, ayurvedischen, chinesischen und tibetischen Erfahrungsheilkunde ausnahmslos einig. In Kapitel 6 werden Sie die Mariendistel näher kennenlernen, die im Übrigen auch mit modernen westlichen Analysemethoden getestet und als „hervorragend" eingestuft wurde. So weiß man heute, dass ihr Wirkstoff Silymarin die Außenwand der Leber stabilisieren kann, den Leberstoffwechsel stimuliert und die Leberzellen tatsächlich regeneriert. Bis heute hat die Forschung noch keinen chemischen Wirkstoff mit einer vergleichbaren Wirkung auf die Leber gefunden!

Bei ärztlich diagnostizierten Leberfunktionsstörungen ist es allerdings empfehlenswert, standardisierte Mariendistel-Präparate einzunehmen, weil sie einfach mehr Wirkstoffe enthalten als der Tee.

Aber egal, ob Sie Silymarin hochdosiert in Tablettenform oder mit einer Tee-Kur zu sich nehmen – ich kann Ihnen nur ans Herz legen, Ihre Leber regelmäßig zu unterstützen. Und damit meine ich nicht nur die Menschen, die regelmäßig Alkohol trinken, häufig Schmerzmittel

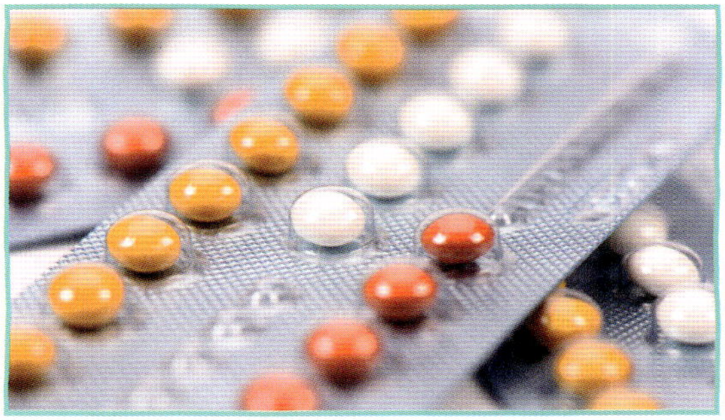

Auch die Antibabypille belastet auf Dauer die Leber.

nehmen oder eine Hepatitis durchgemacht haben. Ich spreche hier auch die Millionen von Frauen an, die über Jahrzehnte hinweg hormonell verhüten. Man vergisst sehr leicht, dass Pille, Vaginalring und Hormonspirale hochwirksame Medikamente mit entsprechenden Nebenwirkungen sind und oft die Leber belasten. Eigentlich hätte aber jede Leber einmal im Jahr eine Regenerationskur verdient.

Ganz speziell gilt dies übrigens für die Feuertypen („Choleriker"). Das sind Persönlichkeiten, die oft gereizt reagieren, schnell wütend werden und denen bei jeder Kleinigkeit sprichwörtlich die Galle hochkommt. In den fernöstlichen Lehren und der europäischen Naturheilkunde wird der Leber übereinstimmend das Gefühl der Aggression zugeordnet. Wenn Sie sich in dieser Beschreibung wiedererkennen, brauchen Ihre Leber und Gallenblase besondere Unterstützung. Bringen Sie ganz gezielt Bitteres in Ihr Leben, und wundern Sie sich nicht, wenn Sie von Ihrer Umgebung auf eine Veränderung angesprochen werden. Denn so mancher gefürchtete Wüterich hat sich nach einer Leberkur mit einem Bitterpräparat zu einem sympathischen Menschen entwickelt.

Die besten Ergebnisse erzielen Sie erfahrungsgemäß mit alljährlichen mehrwöchigen Mariendistelkuren. Dabei trinkt man zweimal täglich eine Tasse Mariendisteltee und legt nach drei Wochen eine einwöchige Pause ein, bevor man in die nächste Runde startet. Alternativ können Sie sich in der Apotheke eine Mariendistelessenz besorgen. Davon träufeln sich in der Apotheke dreimal täglich 15 Minuten vor dem Essen zehn Tropfen direkt auf die Zunge oder trinken sie mit wenig Wasser.

So eine Kur wirkt wie ein Frühjahrsputz für die Ausscheidungsorgane: Nicht nur die Leber geht danach wieder freudig ihrem Entgiftungsjob nach, auch Gallenblase und Bauchspeicheldrüse funktionieren besser. Damit kann der Körper die Nährstoffe aus dem Essen wieder ganz für sich verwerten, statt sie ungenutzt in die Toilette auszuscheiden.

Ein Schnäpschen in Ehren

Wenn Sie hin und wieder nach einem besonders schweren Festtagsbraten der Magen drückt oder Sie sauer aufstoßen müssen, weil ein wenig Magensaft hochkommt, können alte „Hausmittel" wie ein Wurzelschnaps oder ein Kräuterlikör mit Bittersubstanzen aus Schafgarbe, Wermut oder Anis gute Dienste leisten. Langfristig ist es aber besser, für solche Fälle eine Bittertinktur, einen Kräuterwein oder einen Bitterlikör aus dem Reformhaus oder der Apotheke im Haus zu haben. Gesundheitsbewusste Gastgeberinnen und Gastgeber bieten ihren Gästen den bitteren Tropfen schon vor dem Essen an, um Magen und Gallenblase auf die bevorstehende Arbeit einzustimmen.

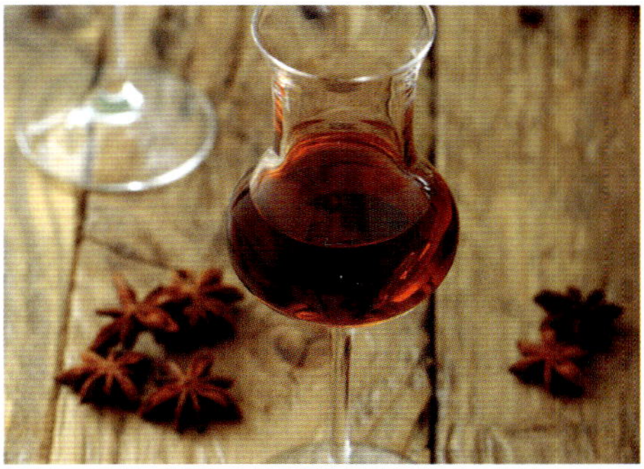

Ein Schnaps oder Likör ist kein Problem, wenn es bei einem Gläschen bleibt.

Die psychischen Wirkungen

Erfahren Sie hier, wie Amara den Geist, die Stimmung und das Lebensgefühl positiv beeinflussen.

Der zweite wissenschaftlich untersuchte Wirkkreis der Bitterstoffe ist das vegetative Nervensystem. Das ist jener Teil unserer Nerven, den wir willentlich nicht beeinflussen können – zum Beispiel Herzschlag, Atmung oder die Tätigkeit der Schweißdrüsen. Dieses Nervensystem besteht aus zwei gegenläufigen, sich ergänzenden Kreisläufen: dem Sympathikus und dem Parasympathikus. Während der Sympathikus auf Außenreize reagiert und uns aktiviert, macht der Parasympathikus das Gegenteil: Er lässt uns nach innen horchen, bewirkt, dass sich die Muskeln entspannen und der Geist ruhig wird.

In einem gut funktionierenden Organismus tritt nach körperlicher oder geistiger Anspannung der Parasympathikus in Aktion. Er sorgt dafür, dass die Stresshormone Cortisol und Adrenalin abgebaut werden und der Körper wieder in den Ruhemodus herunterfährt, um sich zu erholen. Unsere Vorfahren haben sich nach der Jagd tagelang in ihre Höhlen zurückziehen können, um sich auszuruhen und wieder Kräfte zu sammeln. Aber wer kann das heute – nach Überstunden oder mit Nebenjob, bei ständigem Termindruck am Arbeitsplatz, nach einem Streit mit dem Partner oder dem Anruf des Bankers, weil das Konto überzogen ist, um nur ein paar der Beispiele aus einem „normalen" Alltag zu nennen? Fakt ist: Bei den meisten Menschen funktioniert das gesunde Wechselspiel von An- und Entspannung nicht mehr. Der Sympathikus ist überaktiv, und damit befinden wir uns den größten Teil des Tages in permanenter Alarmbereitschaft. Wir haben uns so sehr an diesen Zustand gewöhnt, dass wir auch ohne äußeren Anlass viel zu schnell und zu flach atmen, der Puls geht ständig schneller als nötig, wir sind körperlich und geistig in einer Art „Daueranspannung", die uns gar nicht mehr bewusst wird. Es ist, als stünden wir ständig unter Strom. Viele ruhelose Geister müssen in Kursen und Seminaren erst wieder lernen, abzuschalten, tief zu atmen und loszulassen.

Die Erfahrungsheilkunde weiß schon seit Langem, dass Bittersubstanzen das Gemüt umstimmen können, und das haben zahlreiche wissenschaftliche Untersuchungen inzwischen bestätigt. Bitterstoffe wirken auf unser Nervensystem, indem sie die Nervenzellen stabilisieren. Sie sorgen also dafür, dass der Wechsel von An- und Entspannung wieder funktioniert. Und wenn Aktivität und Passivität einander im gesunden Rhythmus abwechseln, geht so manches im Leben reibungsloser vonstatten.

Für das eigene Wohlgefühl Sorge tragen

Es gibt Tage, die fangen richtig gut an. Man wacht morgens auf und ist gut gelaunt, ganz ohne äußeren Anlass. Wenn im Herzen die Sonne scheint, ist es egal, ob es draußen regnet oder schneit. Lebensfreude ist ein innerer Zustand, eine Haltung dem Leben gegenüber. Diese Haltung zu entwickeln, ist ein Teil der Lebenskunst – für viele besteht darin der Sinn des Lebens. Wer sich mit dem ganzheitlichen Denken beschäftigt und erkennt, dass alles mit allem zusammenhängt und Körper, Geist und Seele einander gegenseitig beeinflussen, weiß auch, dass sich die Nahrung und die Nahrungsaufnahme entscheidend auf die seelische Grundstimmung auswirken. Sie haben den Unterschied sicher schon oft am eigenen Körper erfahren: Wie fühlen Sie sich, nachdem Sie in einer einschlägigen Fast-Food-Filiale einen Burger hinuntergeschlungen haben? Wie geht es Ihnen nach einem selbst gekochten Essen aus guten Zutaten, das mit Liebe und Sorgfalt zubereitet wurde? Den Zusammenhang zwischen Nahrung, Nahrungsaufnahme und Befindlichkeit können Sie Tag für Tag an sich selbst studieren. Fangen Sie an, sich Ihr Essen so oft wie möglich selbst zuzubereiten. Kochen Sie auch für sich, wenn Sie alleine sind und nehmen Sie Ihr selbst gekochtes Mahl als Lunch mit ins Büro, statt in die Kantine zu gehen.

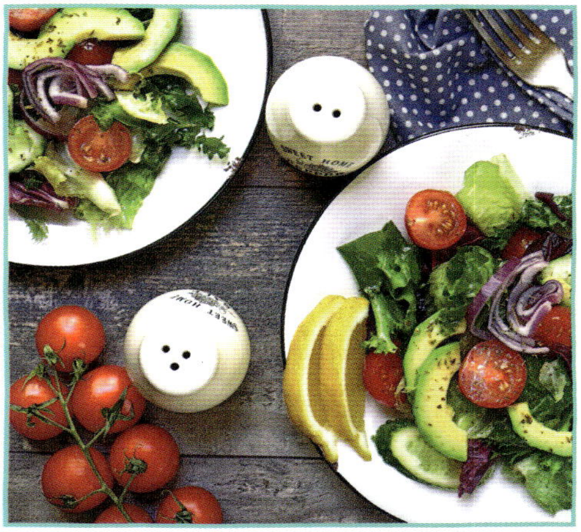

„Du bist, was du isst" – deswegen sollte man sein Essen selber kochen.

In jeder Bürokaffeeküche gibt es einen Wasserkocher. Statt sich also die dritte oder vierte Tasse Kaffee aus dem Automaten zu ziehen, können Sie sich vor dem Mittagessen auch eine Tasse Ihres Lieblings-Bittertees zubereiten. Beobachten Sie dann, wie Sie Ihr Essen vertragen und wie Sie sich nach der Mahlzeit fühlen. Konzentrieren Sie sich während des Essens auf Ihre Mahlzeit, kauen Sie langsam und nehmen Sie sich die Zeit, um sich anschließend für ein paar Minuten zurückzulehnen, damit der Magen seine Verdauungsarbeit in Ruhe in Angriff nehmen kann. Zugegeben, es kostet ein wenig Überwindung, seine Gewohnheiten zu ändern, aber diese Veränderung bekommen Sie im besten Wortsinn zu spüren.

Das Glas ist halb voll

Die Zeit, in der wir leben, ist nicht einfach. Politisch und gesellschaftlich steht die Welt vor großen Problemen, und die Folgen bekommt jeder im eigenen Leben zu spüren. Trotzdem ist das kein Grund zur Schwarzseherei. Wie wir auf äußere Belastungen reagieren, wie wir mit Verlusten, Kummer und Bedrohung umgehen, ist eine Frage der inneren Gestimmtheit.

Ich behaupte keineswegs, dass Bitterstoffe alleine zu einer positiven Lebenseinstellung verhelfen, aber meiner Erfahrung nach tragen sie entscheidend dazu bei! Nicht umsonst werden Bitterstoffe heute bei extremer Niedergeschlagenheit, bei Burn-out-Depression und gegen häufige depressive Verstimmungen medizinisch empfohlen! In klinischen Studien zur Wirkung von Bittermedizin wird sogar von einem „ausgeprägten antidepressiven Potenzial" berichtet.

Gelassenheit kann man sich an-essen

Ist Ihnen schon einmal aufgefallen, dass das legendäre Lächeln der Mona Lisa und das Lächeln von Buddha einander verblüffend ähneln? Beide sind halb nach innen und halb nach außen gekehrt und stehen symbolisch für die Gelassenheit, mit der ein in sich ruhender Mensch den Widrigkeiten des Lebens begegnet – frei nach dem Motto: Es gibt keine Probleme, nur Herausforderungen.

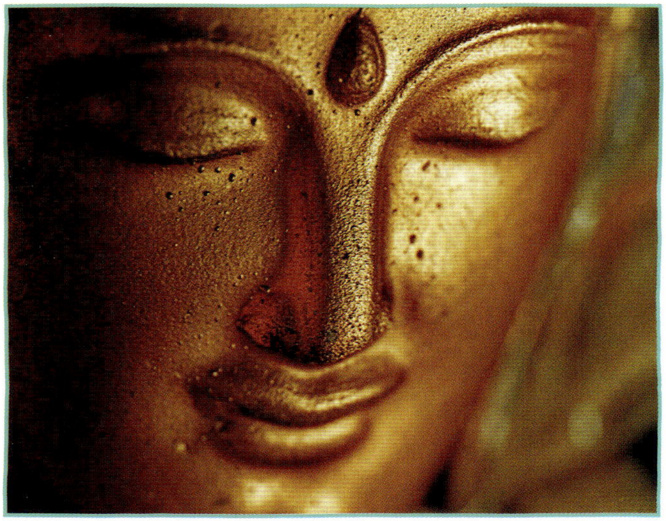

Das Lächeln des Buddha – Symbol für heitere Gelassenheit

Wie steht es mit Ihnen? Fahren Sie schnell aus der Haut oder reagieren Sie gereizt, wenn etwas schiefläuft oder eine Situation kritisch wird? Das muss nicht immer mit einem feurigen oder cholerischen Temperament zu tun haben. Es kann auch von Übersäuerung kommen. Wer oft schlecht gelaunt ist, mit Stress nicht umgehen kann oder oft „sauer" reagiert, dessen Sympathikus schüttet als Folge der Übersäuerung ständig Stresshormone aus. Am Anfang des Kapitels haben Sie erfahren, wie Sie Ihrem Körper Basen zuführen, um ihn zu entsäuern. Da bittere Substanzen das Nervengeflecht stabilisieren, sollten Sie den Nervenzellen zusätzlich viele Portionen Bitterstoffe zukommen lassen. Dann können Sie davon ausgehen, dass Sie künftig in brenzligen Situationen eher Ihre Nerven behalten.

Auch für dünnhäutige, nervöse Menschen sind Bitterstoffe ein wunderbarer Helfer, um ruhig und besonnen aus der Mitte heraus zu (re)agieren. Lassen Sie Ihren Tag regelmäßig mit einer Tasse bitterem Kräutertee ausklingen, das beruhigt den Geist, entspannt die Muskeln und führt in einen erholsamen Nachtschlaf.

Die geistige Beweglichkeit wächst

Menschen mit immer gleichen Reaktionsmustern wirken starr und alt, auch wenn sie noch jung an Jahren sind. Eingefahrene Verhaltensweisen und Gewohnheiten sind eine Art selbst gewähltes mentales Gefängnis. Wie erfrischend hingegen wirkt eine Person, die sich auch in reifen Jahren spontan auf neue Ideen einlässt und angstfrei ungewöhnliche Wege einschlägt! Es ist nicht übertrieben, zu behaupten, dass Bitterstoffe zur Jugendlichkeit des Geistes beitragen. Schließlich sorgen sie für elastische Blutgefäße und verbessern die Durchblutung des Gehirns.

Wer rechtzeitig damit anfängt, regelmäßig vor den Mahlzeiten Bittersubstanzen zu sich zu nehmen, beflügelt seinen Geist und bleibt auch in reiferen Jahren wach und lebendig. Starrsinn ist also nicht nur eine Frage des Alters …

Goodbye Heißhunger!

Das kennen Sie bestimmt: Es ist Nachmittag, Sie sitzen am Schreibtisch und erledigen eine monotone Arbeit. Irgendwann zwischen 15 und 17 Uhr meldet sich das kleine Teufelchen: Sie stehen auf, gehen zum Kühlschrank. War da nicht noch ein Rest vom Kuchen von gestern? Nein? Sie kramen nervös in der Schreibtischschublade. Gott sei Dank, ein letzter Schokoriegel. Noch bevor Sie darüber nachdenken können, was Sie tun, ist das süße Stückchen schon im Mund verschwunden. Aber der Genuss bleibt aus, weil sich bereits während des Kauens Ihr schlechtes Gewissen meldet. Schon wieder schwach geworden …

Zuckersüße Sachen machen schnell wieder Appetit auf weitere Süßigkeiten. Wenn das Verlangen da ist, können wir uns kaum noch halten. Das ist ein Gesetz der Biochemie in unserem Gehirn, wir können es nicht ändern. Früher war das nicht so. Die Bitterstoffe in Gemüse, Obst und Getreide waren natürliche Essbremsen. Heute, wo die natürlichen Appetitzügler in der Nahrung fehlen, sind wir, einmal drin, der Suchtspirale wehrlos ausgeliefert. Jeder von uns kennt Heißhunger! Jeder Zweite von uns bekommt ihn bei seelischem Stress, er braucht Kalorien als Trostpflaster. Weitere Gründe für Heißhunger: Mangel an Liebe und Zuwendung, zu wenig Bewegung oder Schlaf, zu großer Termindruck. Oder es ist die gerade begonnene Diät, man hat gerade mit dem Rauchen aufgehört oder ist aus einem anderen Grund einfach übersäuert.

Heißhunger auf Zucker und Zuckersucht werden zurzeit in Ernährungsblogs, Zeitschriften und Büchern viel diskutiert. 2015 lief sogar ein Film über versteckte Zucker im Kino. Ich habe hier einige Tipps gegen Heißhunger auf Zucker zusammengestellt. Nicht alle funktionieren für jeden, deshalb haben Sie mehrere Optionen. Probieren Sie einfach aus, was Ihnen am besten zusagt.

- Mixen Sie sich eine Anti-Heißhunger-Gewürzmischung: Geben Sie Ceylonzimt, Kardamom, Muskatnuss, Nelkenpulver, Piment und Vanille in einen Becher Joghurt, Quark oder Obstsalat. Wenn Sie Glück haben, finden Sie im Gewürzregal Ihres Supermarkts oder im Naturkostladen die gleiche Gewürzmischung schon fertig gemixt. Meistens versteckt sie sich hinter der Bezeichnung „Arabisches Kaffeegewürz".

- Geben Sie Zimt auf den Milchschaum im Kaffee. Er senkt den Insulinspiegel und stoppt die Süßlust.

- Für Schokoholics: Gönnen Sie sich bewusst und ohne schlechtes Gewissen jeden Nachmittag zwischen 15 und 17 Uhr, wenn der Blutzuckerspiegel sein Tief erreicht, zwei Stückchen edle Bitterschokolade mit einem Kakaogehalt von 75 bis 80 Prozent! Je mehr Kakao drin ist, desto besser. Das Geheimnis: Eine Rippe Bitterschokolade (etwa 20 Gramm) liefert wenig Zucker. Gerade so viel, dass der Stoffwechsel nicht – wie bei anderen Kohlenhydraten – negativ beeinflusst wird, sondern weiterläuft. Und die Seele ist glücklich.
- Wenn Sie sich die Schokoladenlust abgewöhnen möchten, besorgen Sie sich ätherisches Rosenöl und schnuppern Sie daran, sobald Sie an Schokolade denken. Rosenöl ist zwar nicht ganz preiswert, aber sein Inhaltsstoff Phenylethylamin kommt auch in Kakaobohnen vor: Es ist der Stoff, der uns glücklich macht.

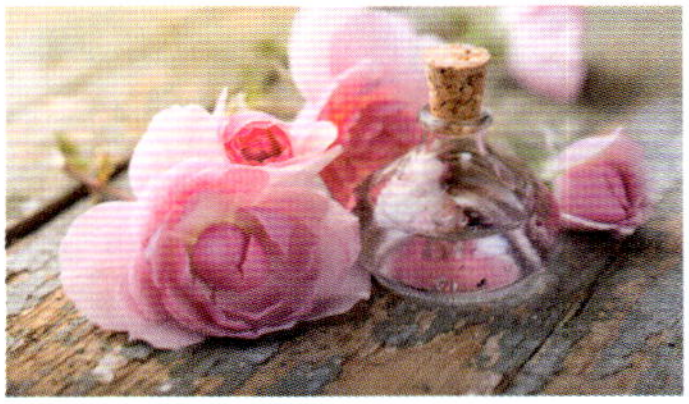
Das ätherische Öl der Rose zaubert uns ein Lächeln ins Gesicht.

- Tee trinken, natürlich ohne Zucker und schon gar nicht mit Süßstoff. Am besten Grüntee oder Matcha. Letzterer kommt aus Japan und wird in der Teezeremonie verwendet. Er enthält wunderbar sanft schmeckende Bitterstoffe. Wer sich langsam an den Bittergeschmack gewöhnen möchte, bereitet sich einen Matcha-Macchiato zu, mit Schaum aus Kuhmilch oder Reis-Mandelmilch.
- Erdmandeln schmecken süß und nussig, enthalten satt machende Ballaststoffe und passen gut als Süßungsmittel ins Müsli, in den Joghurt oder Smoothie.
- Schon täglich 5 Gramm der Spirulina-Alge können Heißhunger verhindern. Grund ist ihr hoher Gehalt an Phenylalanin, einer wertvollen Aminosäure, die plötzliche Hungerattacken gar nicht erst aufkommen lässt.
- Bei „Nachmittagshunger" im Büro: Steuern Sie mit Hartkäse dagegen. Ein paar Stückchen Appenzeller oder Schweizer Emmentaler liefern wichtige Aminosäuren, die Ihren Appetit auf Süßes schwinden lassen.
- Würzen, würzen, würzen, und zwar mit bitteren, appetitzügelnden Gewürzkräutern und -wurzeln: Bärlauch, Brunnenkresse, Kurkuma, Oregano, Salbei, Majoran, Beifuß, Estragon, Kerbel und Koriander. Und vergessen Sie ja den Ingwer nicht!

BEI DIESEN BESCHWERDEN HABEN SICH BITTERSTOFFE BEWÄHRT

Überblick über die Störungen und Beschwerden, die man mit Bitterpflanzen lindern oder sogar heilen kann. Kundige benutzen meistens spezielle Kombinationen aus Kräutern, deren Wirkungen sich gegenseitig potenzieren.

- Allergien
- Akne
- Arteriosklerose
- Bauchspeicheldrüsenprobleme
- Blähungen
- Candida-Infektionen
- Chronische Müdigkeit
- Darmentzündungen
- Depressive Stimmungslagen
- Diabetes mellitus Typ 2
- Erschöpfung
- Gastritis
- Geschwächte Immunkräfte
- Heißhunger
- Herz-Kreislauf-Erkrankungen
- Infektanfälligkeit
- Insektenstiche (äußerlich, Tinktur)
- Lebensmittelvergiftungen
- Leber-Galle-Probleme
- Muskel- und Gelenkschmerzen
- Parasiten im Darm
- Reizdarmsyndrom
- Rheumatische Beschwerden
- Übelkeit
- Übergewicht
- Übersäuerung
- Verstopfung
- Verzögerte Wundheilung (äußerlich, Tinktur)
- Vorzeitige Alterserscheinungen
- Zahnfleischentzündungen (Parodontose)
- Zuckersucht/Verpilzung

Mit Bitterstoffen helfen und heilen

Rezepte gegen die häufigsten Beschwerden von A bis Z

In diesem Kapitel geht es um die praktische Anwendung von Amara bei bestimmten Erkrankungen und Beschwerden. Bitterstoffe sind bei diesen und vielen weiteren Beschwerden hilfreiche Hausmittel. Entweder tragen sie dazu bei, dass sich bereits vorhandene Krankheiten bessern oder ausheilen – oder sie wirken vorbeugend, damit bestimmte Störungen gar nicht erst auftreten. Beachten Sie aber bitte, dass Bittersubstanzen bei ernsthaften Erkrankungen nicht als alleinige Behandlungsmethode angewendet werden dürfen. Vor allem wenn Sie befürchten, unter einer schweren Krankheit zu leiden, sollten Sie unbedingt eine ärztliche Diagnose einholen. Im Zweifel erkundigen Sie sich bei Heilpraktikern und Ärzten, die sich mit Pflanzenheilmitteln auskennen, in welcher Form Sie Ihre Beschwerden mit Bitterstoffen lindern können. Die folgende Teemischungen sollen nur kurmäßig verwendet werden, also 2–4 Wochen lang. Dies umso mehr als die Wirkung bei Daueranwendung nachlässt und eventuell Nebenwirkungen auftreten könnten.

Die korrekte Zubereitung Ihres Heiltees

Für Heiltees verwendet man – von wenigen Ausnahmen abgesehen – Mischungen aus mehreren Wurzeln und Kräutern, da sie erfahrungsgemäß besser vertragen werden. Außerdem unterstützen sich die Pflanzen gegenseitig in ihrer Wirkung. **Die Angabe „zu gleichen Teilen" in den Rezepten bezieht sich immer auf das Gewicht.**

Falls es in den Rezepten nicht anders angegeben wurde, bereiten Sie Ihren Heiltee bitte wie folgt zu:

Rechnen Sie 1 gehäuften Esslöffel Teekraut pro ¼ Liter Wasser. Das entspricht in etwa einer großen Tasse. Für drei große Tassen am Tag brauchen Sie also ¾ Liter Wasser und 3 Esslöffel Kraut. Benutzen Sie ein möglichst großes Sieb, damit sich die Kräuter im Wasser gut entfalten können.

Übergießen Sie Ihre Teemischung mit siedendem Wasser und lassen Sie alles zugedeckt 10 bis 15 Minuten ziehen. Der Tee soll eine kräftige Farbe annehmen und auch kräftig schmecken. Da Heiltees maximal bis zu 24 Stunden lang wirken (den Verfall der Wirkung erkennen Sie am schlechter werdenden Geschmack), bereiten Sie sich Ihre Tagesdosis am besten täglich frisch zu. Sind Sie berufstätig oder müssen Sie aus einem anderen Grund tagsüber außer Haus, können Sie Ihren Tee in einer Thermosflasche mitnehmen und über den Tag verteilt genießen. Und keine Sorge, falls der Tee mal in der Tasse kalt wird, er wirkt dann immer noch!

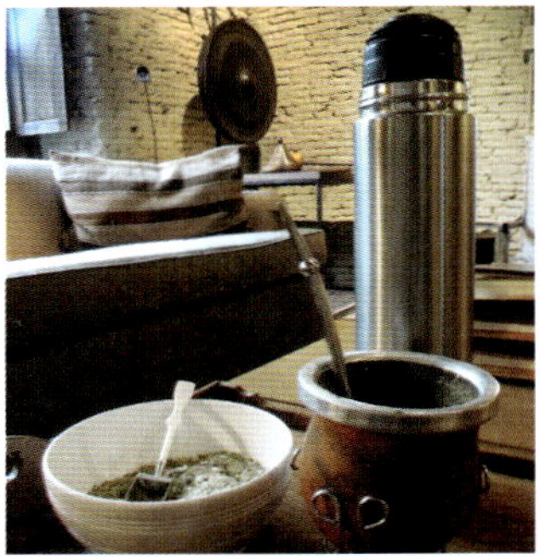

Über den Tag verteilt drei Tassen Tee trinken? Einfach eine Thermosflasche in die Arbeit mitnehmen.

Akne

Unreine Haut tritt inzwischen auch bei Erwachsenen häufig auf. Bittersubstanzen zielen auf die Oberfläche der inneren Haut im Darm ab, und genau dort sollte eine ursächliche Therapie beginnen. Aktivieren Sie Ihre Darmschleimhäute mit einer dreitägigen Bitterintensivkur: Täglich bis zu 10-mal 10 Tropfen Bittertinktur in wenig Wasser trinken, eventuell zusätzlich Vitamin C einnehmen. Bei akuten Akneschüben können Sie Ihre Dosis bedenkenlos auf bis zu 10-mal 15 Tropfen erhöhen.

Zusätzlich sollten Sie die äußeren Hauterscheinungen behandeln, indem Sie etwas Bittertinktur auf die betroffenen Stellen aufbringen.

Appetitmangel

Bitterstoffe harmonisieren die Verdauung. Je nachdem, was der Körper braucht, können Sie Appetit erzeugen oder dämpfen. Nach überstandener Krankheit oder Operationen bringen Bittertropfen wieder Lust aufs Essen: Zwei- bis dreimal täglich 10 Tropfen einer Bittertinktur in einer halben Tasse lauwarmem Wasser 15 Minuten vor den Mahlzeiten einnehmen.

Atemwegsprobleme

Da Lunge und Bronchien mit einer großen Schleimhautoberfläche ausgekleidet sind, wirken Bitterstoffe positiv bei allen Beschwerden in diesem Bereich – von Reizhusten über Hüsteln bis Bronchitis. Für die Traditionelle Chinesische Medizin sind Lunge und Dickdarm über einen Meridian verbunden. Da Bitterstoffe immer auch den Darm unterstützen, wirken sie in diesem Fall gleich doppelt.

Bereiten Sie die folgende Teemischung zu gleichen Teilen nach Anwendungsanleitung zu:

- *Ehrenpreiskraut*
- *Isländisches Moos*
- *Lungenkraut*
- *Ringelblumen*
- *Spitzwegerichkraut*

Bei akuten Hustenanfällen hilft diese Bitter-Intensiv-Maßnahme:
Bis zu 8-mal pro Stunde je 10 Tropfen einer Bittertinktur in einem Schluck Wasser einnehmen. Tritt der Husten im Rahmen einer Erkältung auf, ist die zusätzliche Gabe von Vitamin C ratsam.

Aufstoßen

Wenn nach dem Essen Luft aus dem Magen entweicht, ist das oft ein Hinweis auf Gärungsprozesse im Darm. Kurzfristig hilft schon mal ein Enzianwurzelschnaps, auf Dauer sollten Sie aber dafür sorgen, dass Ihre Verdauungsorgane die Nahrung besser verarbeiten können. Nehmen Sie regelmäßig vor dem Essen bis zu 10 Tropfen einer Bittertinktur pur oder in wenig Wasser zu sich.

Bauchspeicheldrüsen-Entzündung

Die akute Entzündung muss unbedingt vom Arzt behandelt werden. Bei Vorstufen und Entzündungsneigung wirken Bitterstoffe sehr positiv auf die Bauchspeicheldrüse.

Bei akuten Schmerzen kann Bittertinktur als Notfallmittel eingesetzt werden:
Bis zu 10-mal pro Tag jeweils 10 Tropfen pur oder in einer halben Tasse lauwarmem Wasser einnehmen. Bei sehr starken Schmerzen können Sie auch innerhalb von 1–2 Stunden 10-mal hintereinander 10 Tropfen einnehmen.

Blähungen

Der „Vier-Winde-Tee" ist ein Klassiker aus der Hildegard-Medizin.

- *20 g Fenchelsamen*
- *20 g Kümmelsamen*
- *20 g Anisfrüchte*
- *20 g Schafgarbenkraut*
- *20 g Pfefferminzblätter*

Die Kräuter gut mischen und pro Tasse 2 Teelöffel mit sprudelnd kochendem Wasser übergießen und den Tee gut 10 Minuten ziehen lassen. Dreimal täglich eine Tasse frisch zubereiten und vor den Mahlzeiten trinken.

Blutarmut (Anämie)

Eisenmangel ist die häufigste Ursache für Blutarmut. Lassen Sie zur Diagnosestellung bitte unbedingt beim Arzt eine Blutprobe entnehmen. Unterstützend hilft täglich eine Tasse von diesem Tee.

Zu gleichen Teilen:
- *Eichenrinde*
- *Arnika*
- *Ringelblume*
- *Johanniskraut*
- *Schachtelhalm*
- *Eisenkraut*
- *Tausendgüldenkraut*

Blutdruck, niedrig

Niedriger Blutdruck macht müde und schlapp, beim plötzlichen Aufstehen wird einem schwarz vor Augen. Bitterstoffe straffen die Darmschleimhäute und tonisieren damit indirekt den Körper.

Morgens und abends 15 Minuten vor dem Essen 10 Tropfen Bittertinktur einnehmen oder eine Tasse Bittertee trinken aus folgenden Kräutern (zu gleichen Teilen):

- *Weißdornblüten*
- *Weißdornblätter*
- *Löwenzahn*
- *Mistel*

Blutdruck, hoch

Dieser Tee ist als unterstützende Maßnahme zur ärztlichen Behandlung gedacht.

Mischen Sie zu gleichen Teilen:

- *Melisse*
- *Weißdorn*
- *Sonnentau*
- *Weinraute*
- *Mistel*
- *Olivenblätter*
- *Baldrian*
- *Hopfen*

2 Esslöffel in einem halben Liter siedendem Wasser zugedeckt 10 Minuten ziehen lassen, zweimal am Tag eine Tasse trinken.

Candida-Infektion

Mit Bitterstoffen alleine wird man die Hefepilze nicht los, aber sie unterstützen die Behandlung und unterbinden die Lust auf Zuckersüßes, das bei der Therapie verboten ist. Außerdem verändern sie das Mikrobiom im Darm, sodass die Pilze sich dort nicht mehr so wohlfühlen.

Zwei- bis dreimal täglich eine Tasse Tee aus dieser Kräutermischung trinken, zu gleichen Teilen:

- *Fenchelsamen*
- *Kümmelsamen*
- *Anisfrüchte*
- *Schafgarbe*
- *Pfefferminzblätter*

Depressive Verstimmung

Gegen seelische Tiefs sind viele Kräuter gewachsen. Ein absolutes Muss in allen Mischungen ist das Johanniskraut. Trinken Sie ein bis zwei Tassen über den Tag verteilt.

Zu gleichen Teilen:

- *Johanniskraut*
- *Nelkenwurz*
- *Benediktenkraut*
- *Rosenblüten*
- *Gänseblümchen*
- *Sternanispulver*

Durchfall

Was auch immer die Ursache für den Durchmarsch war – er soll schnell wieder aufhören. Trinken Sie ein- bis zweimal am Tag schluckweise eine Tasse von diesem Tee, am besten lauwarm.

Zu gleichen Teilen:

- *Eichenrinde*
- *Ringelblume*
- *Kamille*
- *getrocknete Heidelbeeren*
- *Johanniskraut*
- *Schafgarbe*
- *Kalmus*
- *Tormentill*

2 gehäufte Esslöffel mit einem halben Liter kaltem Wasser aufsetzen, aufkochen, 10 Minuten zugedeckt ziehen lassen, dann abseihen.

Erschöpfung

Zu viel gearbeitet, zu wenig geschlafen.

Ihr Energieschub pro Tasse:

- *10 g Galgantwurzel*
- *10 g Tausendgüldenkraut*

Beide Kräuter mischen und mit kochendem Wasser überbrühen, bis zu 10 Minuten ziehen lassen und pro Tag bis zu zwei Tassen trinken.

Fieber

Dieser Tee hilft, den zugrundeliegenden Abwehrkampf des Körpers gegen den Infekt zu unterstützen. Trinken Sie ein bis zwei Tassen am Tag.

Zu gleichen Teilen:

- *Ringelblume*
- *Holunder*
- *Fieberklee*
- *Schafgarbe*
- *Brunnenkresse*

Gallenbeschwerden

Zu fett gegessen, dann meldet sich die Galle, sie sitzt unter dem rechten Rippenbogen. Die folgende Teemischung wirkt lösend, schmerzlindernd und entzündungshemmend und regt den Gallenfluss an.

Zu gleichen Teilen:

- *Ringelblume*
- *Pfefferminze*
- *Mariendistel*
- *Wermut*
- *Johanniskraut*
- *Schafgarbe*
- *Kurkuma*
- *Löwenzahnwurzel*

2 Teelöffel der Mischung in einem Topf mit ½ Liter siedendem Wasser überbrühen und einmal kurz aufkochen lassen. Dann zugedeckt 10 Minuten ziehen lassen und in kleinen Schlucken trinken.

Möchten Sie das Leber-Galle-System grundsätzlich unterstützen, ist die folgende Teemischung das Richtige:

- *20 g Boldoblätter*
- *20 g Javanische Gelbwurz**
- *20 g Löwenzahnwurzel mit -kraut*
- *30 g Mariendistelsamen*
- *10 g Pfefferminzblätter*

Pro Tasse 2 Teelöffel der Mischung mit kochendem Wasser aufgießen, 10 Minuten ziehen lassen und dreimal täglich 15 Minuten vor dem Essen eine Tasse trinken.

**gehört zur Kurkuma-Familie*

Herzbeschwerden

Achtung: Hier sind ausschließlich psychisch bedingte Herzbeschwerden gemeint – wie Stechen, erhöhter Puls oder Herzrasen! Herz- und Kreislaufbeschwerden mit organischen Ursachen sind mit Kräutern nicht zu kurieren, sie gehören in ärztliche Behandlung. Trinken Sie drei bis vier Tassen am Tag, Schwangere und Stillende sollten nur zwei Tassen täglich zu sich nehmen.

Mischen Sie folgende Kräuter zu gleichen Teilen:

- *Baldrian*
- *Herzgespann*
- *Hopfen*
- *Lavendel*
- *Melisse*
- *Weißdorn*

Konzentrationsstörungen

Hier geht es um die Unfähigkeit, länger bei einer Sache zu bleiben. Die Gedanken springen von Objekt zu Objekt ohne einheitliche Linie. Trinken Sie drei bis vier Tassen am Tag.

Ihre Mischung zu gleichen Teilen:

- *Fenchelsamen*
- *Baldrian*
- *Ginseng*
- *Kerbel*
- *Schachtelhalm*
- *Ehrenpreis*
- *Veilchenblüte oder -blätter*

Wenn die Probleme mit einer schlechten Durchblutung im Gehirn zusammenhängen, helfen Extrakte aus den Blättern des Ginkgobaums (Ginkgo biloba). Ihre Wirkung wurde in mehreren Studien bestätigt.

Kopfschmerzen

Hier geht es um die häufigste Form, um die Spannungskopfschmerzen. Ursache ist fast immer eine innere Anspannung, die sich körperlich meistens an den Schultern, in Nacken und Kopf niederschlägt. Trinken Sie bei Bedarf drei bis vier Tassen über den Tag verteilt.

Ihre Mischung zu gleichen Teilen:

- *Beifuß*
- *Bitterklee*
- *Ehrenpreis*
- *Gänsefingerkraut*
- *Majoran*
- *Schlüsselblumenblüten*

Kreislaufschwäche

Symptome wie Schwindel, Schweißausbrüche, Zittern, Übelkeit und Herzrasen müssen immer(!) vom Arzt untersucht werden, weil behandlungsbedürftige Herz-Kreislauf-Erkrankungen dahinterstecken können. Die folgende Teemischung darf deshalb nur als unterstützende Maßnahme verstanden werden:

Die folgenden Zutaten zu gleichen Teilen mischen, nach Anleitung zubereiten und 15 Minuten vor den Mahlzeiten eine Tasse trinken:

- *Löwenzahnwurzel mit -kraut*
- *Melissenblätter*
- *Weißdornblätter*
- *Weißdornblüten*

Leberschwäche

Wer regelmäßig Alkohol trinkt und/oder Medikamente nimmt (auch die Antibabypille ist ein Medikament!) sollte seine Leber hin und wieder bei ihrem Entgiftungsjob unterstützen. Die folgende Mischung dient der Pflege der Leber und hilft bei Leberschwäche.

Zu gleichen Teilen:

- *Pfefferminze*
- *Bitterklee*
- *Salbei*
- *Mariendistel*
- *Wermut*
- *Johanniskraut*
- *Schafgarbe*
- *Löwenzahnwurzel*

2 Esslöffel der Teemischung in einem Topf mit einem halben Liter kochendem Wasser übergießen. Dann das Wasser zweimal hintereinander kurz aufkochen lassen. Zugedeckt etwa 15 Minuten ziehen lassen, dann abseihen und in eine Thermoskanne umfüllen. Zweimal am Tag jeweils 15 Minuten vor dem Essen eine Tasse warm in kleinen Schlucken trinken.

Magenverstimmung

In der Eile zu hastig gegessen, vielleicht dazu noch ein eiskaltes Getränk – ein empfindlicher Magen wehrt sich dagegen mit Druck und Schmerzen. Diese Kräutermischung bringt den Magen zur Ruhe.

Zu gleichen Teilen:

- *Kamille*
- *Pfefferminze*
- *Wermut*
- *Tausendgüldenkraut*
- *Johanniskraut*
- *Engelwurz*
- *Kalmus*
- *Gelber Enzian*

2 Teelöffel mit ¼ Liter Wasser kalt aufsetzen, dann einmal aufkochen und zugedeckt 10 Minuten ziehen lassen. Abseihen und vor der nächsten Mahlzeit trinken.

Nervöse Unruhe

Wenn Sie schnell nervös werden und dann innerlich vibrieren, als stünden Sie unter Hochspannung, wenn Sie sich oft Sorgen machen und sich insgesamt zu viel aufbürden, können Sie ¾ Liter dieses Tees (Kräutermischung zu gleichen Teilen) jeweils vor und nach dem Essen trinken:

- *Basilikum*
- *Bitterklee*
- *Brennnessel*
- *Ehrenpreis*
- *Lavendel*
- *Nelkenwurz*
- *Storchschnabel*

Nieren- und Blasenprobleme

Dieser Tee stärkt den Funktionskreislauf von Niere und Blase. Wer sich schnell eine Blasenentzündung holt oder unter Funktionsstörungen der Niere leidet, kann seine Organe mit diesem Rezept unterstützen:

Zu gleichen Teilen:

- *Birkenblätter*
- *Goldrutenkraut*
- *Löwenzahnwurzel mit -kraut*
- *Orthosiphonblätter*
- *Schachtelhalm*

Achtung: *Diesen Tee bitte nach Anleitung eines Behandlers zubereiten und dreimal täglich trinken, aber nicht wie die anderen Tees vor den Mahlzeiten, sondern zwischendurch.*

Reflux

Der Rückfluss von Magensäure kann die Schleimhäute der Speiseröhre verätzen. Ist die Ursache eine Schwäche des Magenschließmuskels, helfen Bitterstoffe, die Schleimhäute bis zum Magen zu schützen und zu straffen. Unter günstigen Umständen kann Bitteres sogar den Magenschließmuskel selbst tonisieren.

Das Tee-Rezept:

- *20 g Angelikawurzel*
- *20 g Enzianwurzel*
- *20 g Pomeranzenschalen*
- *15 g Schafgarbe*
- *25 g Tausendgüldenkraut*

Alle Zutaten mischen, wie in der Anleitung beschrieben zubereiten und 15 Minuten vor den Hauptmahlzeiten jeweils eine Tasse trinken.

Bei akutem Sodbrennen hilft dieses Notfallmittel: Bis zu 8-mal pro Stunde 10 Tropfen einer Bittertinktur in etwas Wasser einnehmen, bis die Beschwerden abgeklungen sind.

Schlafstörungen

Egal, ob Sie schlecht einschlafen oder nachts aufwachen und nicht wieder einschlafen – diese Teemischung hilft. Trinken Sie abends vor dem Schlafengehen eine große Tasse, und wenn Sie nachts aufwachen eine zweite. Am besten stellen Sie sich daher Ihre Thermoskanne neben das Bett.

Zu gleichen Teilen:

- *Passiflora*
- *Hopfen*
- *Weißdorn (Blätter und Blüten)*
- *Neroli*
- *Lavendel*
- *Melisse*

Übergewicht (Adipositas)

Zusätzlich zu den anderen Diätmaßnahmen (bitte beachten Sie auch unsere Rezepte für die 8-Wochen-Bitterkur in Kapitel 10) hilft die folgende Teemischung, von der Sie eine Tasse vor der Hauptmahlzeit trinken.

Zu gleichen Teilen:

- *Rosmarin*
- *Sennesblätter*
- *Anisfrüchte, zerstoßen*
- *Brunnenkresse*
- *Goldrute*
- *Attich*
- *Süßholz*
- *Rhabarber*

Verstopfung (Obstipation)

Handhaben Sie die Dosierung je nach gewünschtem Erfolg. Für eine mild abführende Wirkung: 1 Teelöffel pro Tasse, nur 2-3 Minuten ziehen lassen. Für eine stärkere Wirkung: 2 gehäufte Teelöffel pro Tasse.

Zu gleichen Teilen:

- *Faulbaumrinde*
- *Kamille*
- *Holunder*
- *Sennesblätter*
- *Fenchelsamen, zerstoßen*
- *Wermut*
- *Engelwurz*

Wunden

Erste Hilfe bei Hautverletzungen: Schafgarbe! Ihre blutstillende und desinfizierende Wirkung ist seit Jahrtausenden bekannt.

Frische Blätter der Schafgarbe zu einer breiartigen Paste zerstoßen. Auf einen Mull- oder Gazeverband auftragen und direkt auf die gereinigte Wunde auflegen. Die Auflage mit einem trockenen Handtuch abdecken. Wenn die Pflanzenpaste getrocknet ist, verliert die Auflage ihre Wirkung. Bei Bedarf mehrmals nacheinander wiederholen.

Wie das Wissen über Bitterstoffe in allen Völkern rund um den Globus überlebt hat

Bitterstoffe in den verschiedenen Medizinkulturen

Was macht den Menschen gesund, und was macht ihn krank? Darüber waren sich die großen Heiler unserer Erde immer erstaunlich einig. Als gäbe es eine Art instinktiv-intuitives Heilwissen, das im Urgrund aller Lebewesen verankert ist, wurden überall rund um den Globus ganz ähnliche Pflanzen gegen bestimmte Beschwerden eingesetzt, und dieses Erfahrungswissen wurde in allen Kulturen von Generation zu Generation übermittelt. Die längste Zeit unserer Geschichte hatten wir nun mal nichts anderes als pflanzliche Heilmittel zur Verfügung. Bis ins letzte Jahrhundert hinein war Medizin ausschließlich Pflanzenmedizin. Aus Kräutern, Wurzeln, Rinden, Früchten und Samen wurden Tees, Heilwickel und Tinkturen hergestellt. Vor allem den Pflanzen mit bitterem Geschmack kam in allen Medizinkulturen eine große Bedeutung zu.

Viele Rezepte, die wir heute noch anwenden, stammen aus einem uralten Erfahrungsschatz und sind nur deswegen noch bei uns, weil sie in Zeiten der Not und während der großen Völkerwanderungen wie Heiligtümer geschützt wurden, um sie der Nachwelt zu erhalten. Bitterstoffe sind universell gültige Heilmittel, sie begleiten die Menschheit seit vielen Jahrtausenden. Ob Medizinmänner oder Mönchsgelehrte, Schamanen oder Kräuterfrauen – auf der ganzen Welt setzen die Heiler die Wirkkräfte des Bitteren ein, im afrikanischen Busch ebenso wie im Himalaja, in den Anden und der Sahara, im Regenwald und im ewigen Eis.

Niemand weiß genau, welches Volk zuerst damit angefangen hat, bittere Pflanzen für Heilzwecke einzusetzen. Manche meinen, schon die Höhlenbewohner hätten hin und wieder ein bitter schmeckendes Kraut gekaut, wenn ihnen das viele Fleisch, von dem sie sich nach erfolgreicher Jagd wochenlang ernährten, auf den Magen schlug. Könnten sie es von den Tieren abgeschaut haben? Wäre nicht ganz unlogisch, nachdem wir jetzt wissen, dass sich selbst die fleischfressenden Tiere instinktiv an (Bitter-)Gräser halten.

Ich möchte Sie auf eine kleine Reise zu einigen der großen ganzheitlichen Medizinkulturen unserer Erde einladen. Die Pflanzenheilkunde dieser Völker ist aus ihrer Beobachtung der Natur entstanden. Man ging übereinstimmend davon aus, dass der Mensch nur dann zufrieden, glücklich und gesund sei, wenn er im Einklang mit der Natur und dem Kosmos lebe, weil nur dann auch Körper, Geist und Seele harmonisch schwingen. Krankheit sei immer die Folge einer energetischen Dysbalance zwischen diesen Kräften. Um wieder ein Gleichgewicht zu schaffen, benutzt man Nahrung als Heilmittel – und Kräutermedizin. Bitterpflanzen werden überall auf der Welt gegen Verdauungsprobleme eingesetzt, wobei jede Kultur auf die Pflanzen ihrer Heimat zurückgreift. Was den Schamanen Südamerikas ihr Condurangostrauch, sind uns Europäern der Gelbe Enzian oder der Wermut und den Indern und Chinesen ihre Kurkumawurzel oder ihr Kalmus. Diese und weitere wichtige Bitterpflanzen lernen Sie im nächsten Kapitel genauer kennen.

Die Traditionelle Europäische Medizin (TEM)

Schauen wir uns zunächst die europäische Medizingeschichte an. Einer der großen Ärzte der Antike war Hippokrates aus Kos (um 460–370 v. Chr.), dem der oft zitierte Satz „Lasst eure Nahrung eure Medizin sein und eure Medizin eure Nahrung“ zugeschrieben wird. Von Hippokrates soll auch die Lehre von den vier *Humores* stammen, jenen vier symbolhaften Körpersäften Blut, Schleim, schwarze und gelbe Galle, die sich heute in abgewandelter Form auch in der arabischen, der ayurvedischen und der tibetischen Medizin wiederfindet. Die Idee der vier Energien wurde später von dem in Pergamon geborenen Claudius Galenus, genannt Galen (131–199 n. Chr.), aufgegriffen und weiterentwickelt. Galens Lehre hatte in Europa jahrhundertelange Geltung.

Das umfassende Kräuterwissen im alten Europa jedoch war bis zum Beginn unserer Zeitrechnung von den Kelten geprägt, die ihre Heilpflanzen in der Umgebung ihrer Siedlungen sammelten. Der Erste, der Heilpflanzen gezielt in Gärten anbauen und kultivieren ließ, war Kaiser Karl der Große (747–814 n. Chr.). Seine Idee wurde später vor allem vom Benediktinerorden weiterverfolgt – und wie man sieht, lebt sie heute noch: Die Pflanzen von damals bilden nach wie vor den Grundstock unserer heutigen Küchenkräuter.

Im Mittelalter war das Wissen von der Pflanzenmedizin in den Klöstern konzentriert. Im Schutz dicker Mauern wurden Heilpflanzen angebaut und in den klösterlichen Apotheken zu Heilmitteln verarbeitet und Kranken verabreicht. In den Bibliotheken schließlich sammelten die des Schreibens mächtigen Gelehrten die Berichte über die Wirkweisen der Pflanzen und zeichneten alles akribisch auf.

Frauen traten in der europäischen Heilkunde selten als die großen Theoretikerinnen hervor, sie wirkten eher im Stillen, als Kräuterkundige und Erfahrungsheilerinnen. Hebammen verwendeten zu allen Zeiten bittere Kräuter für den Geburtsvorgang, weil sie deren blutstillende und antiseptische Wirkung brauchten. Auch in den Familien waren immer die Frauen für die Gesundheit zuständig, die Pflanzenrezepte wurden in der weiblichen Linie von Generation zu Generation weitergegeben.

Die Medizin der Hildegard von Bingen

Eine der wenigen Frauen, die es in der europäischen Medizin zu großer Berühmtheit brachte, war Hildegard von Bingen (1098–1179). Tatsächlich gelangte die Pflanzenheilkunde des Mittelalters mit dem Werk der heiliggesprochenen Klosterfrau auf ihren Höhepunkt.

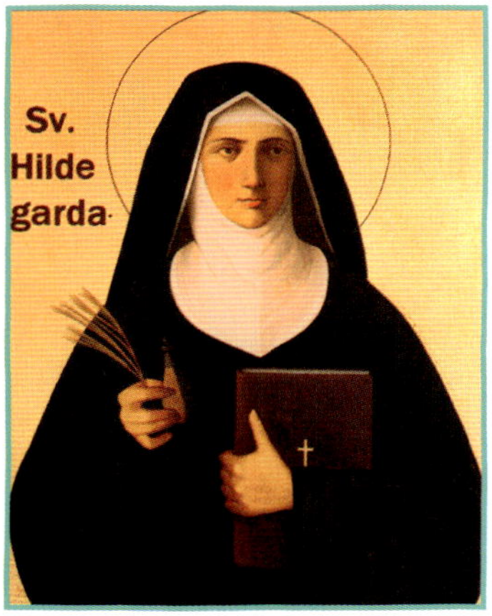

Die heiliggesprochene Äbtissin Hildegard von Bingen

Hildegard, Äbtissin des Benediktinerklosters Rupertsberg bei Bingen am Rhein, war Naturforscherin, Mystikerin, Heilkundige – und die erste Ärztin Europas. Ihre beiden großen Werke, die *Physica* und die *Causae et curae* zeigen neben den vielen Rezepten auch eine absolut erstaunliche ganzheitliche Sicht auf den Menschen. Hildegard eignete sich im Lauf ihres Lebens ein höchst ungewöhnliches medizinisches Wissen an und zwar nicht nur durch „göttliche Schau", wie sie es selbst nannte, sondern auch durch das akribische Studium der klösterlichen Handbücher, durch Beobachtung und nicht zuletzt durch eigene Erfahrungen. Im Alter von 42 Jahren soll sie von Gott den Auftrag erhalten haben, ihre Visionen niederzuschreiben und bekanntzumachen. Viele ihrer Rezepturen werden heute noch von Heilpraktikern und Kräuterkundigen verordnet. Da die Teerezepte und Kräuterweine der Klosterfrau recht schmackhaft sind, entdecken zurzeit auch viele Menschen die Hildegard-Medizin wieder, die nach Alternativen zu den „Chemiekeulen" der Schulmedizin suchen.

Bitterpflanzen und -rezepte der Hildegard-Medizin

Viele von Hildegards Bitterkräutern sind in diesem Buch an mehreren Stellen erwähnt. Hier die wichtigsten in alphabetischer Reihenfolge:

- *Alant*
- *Andorn*
- *Benediktenkraut*
- *Bertram*
- *Bockshornklee*
- *Brennnessel*
- *Fenchel*
- *Galgant*
- *Liebstöckel*
- *Mariendistel*
- *Meisterwurz*
- *Quendel*
- *Schafgarbe*
- *Tausendgüldenkraut*
- *Thymian*
- *Wermut*
- *Ysop*

Bitteres am Bittertag

Um den Körper gründlich zu entgiften und zu entsäuern, rät die Klosterfrau zu einem „Bittertag“, den man über einen längeren Zeitraum hinweg einmal wöchentlich an immer demselben Wochentag einlegen sollte. Diesen Rat geben heute viele Heilpraktiker an ihre Patienten weiter.

Warum das also nicht einmal ausprobieren! Nehmen Sie an Ihrem Bittertag ausschließlich Basennahrung zu sich, zum Beispiel Salate oder gedünstetes Blattgemüse. Trinken Sie zusätzlich reichliche Mengen des folgenden Tees nach der folgenden klassischen Hildegardrezeptur.

Zutaten:

- *Angelikawurzel*
- *Enzianwurzel*
- *Löwenzahn*
- *Tausendgüldenkraut*
- *Wermut*
- *Fenchel*
- *Melisse*
- *Salbei*
- *¾ Liter Wasser*

Die fünf zuerst genannten Kräuter zu gleichen Teilen mischen, sie sollen mindestens 70 Prozent der Teemischung ausmachen. Die letzten drei Kräuter werden ebenfalls zu gleichen Teilen gemischt, sie bilden die restlichen 30 Prozent der Gesamtmenge. Übergießen Sie einen Teelöffel davon mit ¾ Liter kochendem Wasser und lassen Sie ihn zugedeckt 10 Minuten ziehen. Der Tee wird selbstverständlich ungesüßt getrunken!

Es heißt, man könne mit der Bittertagmethode denselben Effekt erzielen wie mit einer intensiven Detoxkur, aber ohne den Stress des Hungerns oder Fastens. Der Körper gewöhnt sich daran, einmal wöchentlich seinen sauren Müll loszuwerden. Als willkommene Nebenwirkung soll es dann auch leichter fallen, eingefahrene Denkmuster über Bord zu werfen.

Brennnesselöl gegen Gedächtnisschwäche

Gegen Konzentrationsstörungen und Vergesslichkeit hat Hildegard das Brennnesselöl entwickelt: 50 Gramm der jungen Pflanze sollen in der Phase des zunehmenden Mondes gepflückt, frisch püriert und sodann mit 50 Millilitern Olivenöl vermischt werden. Damit soll man sich mehrere Monate lang vor dem Schlafengehen zuerst das Brustbein und dann die Schläfen einreiben.

Brennnesseln gehörten für Hildegard von Bingen zu den wichtigsten Heilkräutern. Sie empfahl Brennnesseln vor allem als Frühjahrskur, unter anderem gegen Magenverstimmung und Verschleimung. Im Frühjahr sollten die jungen, bis zu 10 Zentimeter langen Pflanzen geerntet werden, von denen man heute weiß, dass sie sehr hohe Mengen an Vitamin C und Eisen enthalten. Die heilige Klosterfrau setzte die Brennnessel sogar gegen Rheuma ein, und auch das hat sich als wissenschaftlich haltbar erwiesen. Brennnesselextrakt macht es heute in vielen Fällen möglich, die Dosis der nebenwirkungsreichen starken Rheumamittel zu reduzieren.

Die Paracelsus-Medizin

Wollte man den Zeitpunkt in der europäischen Medizingeschichte suchen, an dem die Moderne begann, käme man auf Theophrastus Bombastus von Hohenheim, genannt Paracelsus (1493-1541). Seine Epoche war in Europa eine Zeit gewaltiger Umwälzungen, im Denken ebenso wie gesellschaftlich. Es war die Geburt der Neuzeit nach dem Mittelalter, die Renaissance. Paracelsus' Zeitgenossen waren Martin Luther, Kopernikus, Nostradamus und Albrecht Dürer. Wie so viele große Geister vor und nach ihm wurde auch Paracelsus zu Lebzeiten wegen seiner ungewöhnlichen Forschungen, Methoden und Ansichten verfolgt und geächtet. Erst als 50 Jahre nach seinem Tod eine zehnbändige Ausgabe seiner gesammelten Werke erschien, wurde er in ganz Europa bekannt. Paracelsus war der erste Arzt, der chemische Präparate in die Medizin einführte, er gilt als „Vater der modernen Chemie". Da er mit vielen toxischen Substanzen wie etwa Quecksilber und Arsen experimentierte, musste er fast zwangsläufig auf seinen berühmten Spruch kommen: „Alle Dinge sind Gift. Allein die Dosis macht, dass ein Ding kein Gift ist. So viel wie nötig, aber so wenig wie möglich."

Paracelsus hat sich auch um die Pflanzenheilkunde verdient gemacht. Seine Signaturenlehre, wonach eine Pflanze durch ihr Aussehen anzeigt, gegen welche Krankheiten sie hilft, ist bis heute Teil der Anthroposophie Rudolf Steiners. Für Steiner (1861-1925) spielte die Gestalt einer Heilpflanze eine entscheidende Rolle, weil sie den Geist der Pflanze ausdrückt. So sollen die leberförmigen Blätter des Leberblümchens auf die Verwendung bei Leberkrankheiten hinweisen. Die weiß gefleckten Blätter der Lungenkrauts, die einer von Tuberkulose befallenen Lunge ähneln, sind bis heute Bestandteil von Teemischungen gegen Bronchitis und Lungenentzündung.

Die Kneipp´sche Lehre

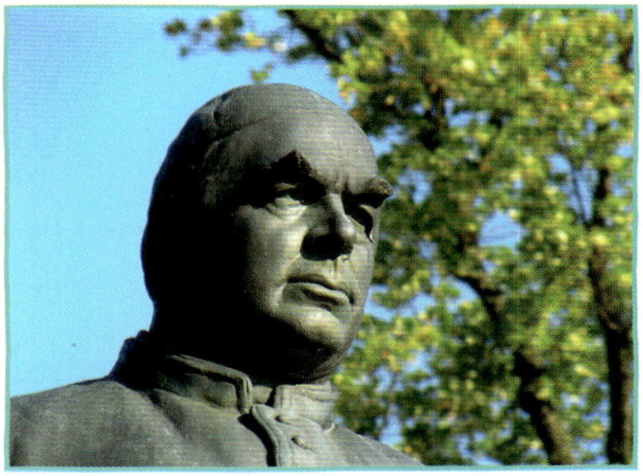

Sebastian Kneipp

Bis in die Mitte des 19. Jahrhunderts gab es in Bezug auf Pflanzenwissen wenig Neues. Erst Pfarrer Sebastian Kneipp (1821-1897) brachte mit seinem ganzheitlichen Denkansatz wieder frischen Schwung in das Ganze. „Kein Kräutlein, kein Pulver", schreibt er, „das ich nicht selbst versucht und als bewährt gefunden habe." Galten seine berühmten Kneippkuren bei uns bisher als „Rentnervergnügen", so erleben sie seit einigen Jahren bei der jüngeren Generation eine Renaissance. Inzwischen werden die Kneipp'schen Heilkonzepte und Wasseranwendungen nicht nur europaweit, sondern sogar bis in Dubai chic aufbereitet und mit den Erkenntnissen der neuzeitlichen Phytotherapie verknüpft. In den Spas vieler moderner Wellnesshotels und Kuranstalten sind jetzt Wassertreten und Kräutermedizin angesagt.

Insgesamt werden die alten Pflanzenheilmittel heute wieder mehr geschätzt als noch vor 30, 40 Jahren. Auch wenn die letzten Skeptiker die Medizinen aus Omas Pflanzenapotheke immer noch milde belächeln – die moderne Arzneimittelforschung bestätigt zunehmend deren Heilwirkung. Hunderte von Pflanzen sind inzwischen auf ihre Wirkstoffe hin getestet worden, und es zeigt sich immer deutlicher, dass ein großer Teil des alten Wissens über Pflanzen auch den modernen Analysemethoden standhält. Das ebnet der alten Erfahrungsheilkunde den Weg in die Moderne.

Wandern wir nun weiter in den asiatischen Raum, zu den Heilweisen aus dem alten China, aus Indien und Tibet. Die Medizinlehren dieser drei Kulturen gehen von einem ähnlichen Weltverständnis aus. So spielt die Ernährung eine überaus wichtige Rolle, sie ist sogar das erste und wichtigste Heilmittel überhaupt. Erst wenn sich die Beschwerden nach einer dezidiert verordneten Nahrungsumstellung nicht gebessert haben, werden zusätzlich Pflanzenheilmittel eingesetzt. Mit dem bitteren Geschmack der Tees, Dekokten, Tinkturen und Kräuterpillen hat man in Fernost übrigens keine Probleme. Bitteres wird dort als durchaus angenehm empfunden. Inder und Asiaten bezeichnen Bitterstoffe übereinstimmend als aromatisch, erfrischend, anregend und wärmend.

Die indische Heilkunde des Ayurveda

Mit dem Sanskritbegriff „Ayurveda“, übersetzt „das Wissen vom langen und gesunden Leben“, können heute viele von uns etwas anfangen. Das Medizinsystem, das etwa 5000 Jahre vor Christus in Indien entstanden sein soll, hat in seiner modernen, unseren Bedürfnissen angepassten Form eine Menge Anhänger gewonnen. Viele von der westlichen Schulmedizin enttäuschte Menschen haben auf der Suche nach natürlichen Heilmitteln in der altindischen Lebensphilosophie eine neue Heimat gefunden, und last but not least kam mit dem Ayurveda auch der Yoga zu uns. Viele der wohlschmeckenden Yogi-Gewürztees stehen inzwischen schon in den Regalen der großen Drogeriemärkte.

Wer als Yogi und Yogini auf sich hält, weiß im Übrigen auch, welches der drei *doshas* bei ihm überwiegt. Für alle, denen solches Insiderwissen fehlt, hier ein kurzer Überblick über die Lehre: Das Erkennen von Krankheiten, die Wahl der Behandlungsmethoden, der heilenden Nahrung und der Arzneipflanzen erfolgen nach einem komplizierten, aber streng logischen Zuordnungssystem. So geht Ayurveda davon aus, dass in jedem Menschen drei Körperenergien *(doshas)* in unterschiedlicher Ausprägung vorhanden sind und sämtliche Prozesse im Körper steuern. *Vata*, *Pitta* und *Kapha* – diese drei Energien bestimmen die Persönlichkeit des Menschen, seine Psyche, seine Stärken und Schwächen, seine Neigung zu bestimmten Krankheiten und seine individuelle Reaktion auf äußere Einflüsse wie Klima, Temperatur, Sinnesreize oder auch Arzneien.

Wenn sich Körper, Geist und Seele in Harmonie befinden, ist der Mensch gesund, seine drei Energien sind ausgeglichen. Eine energetische Dysbalance bedeutet immer Störung oder Krankheit, im Ayurveda gilt das als Störung eines der *doshas*. Hierbei können die Energien überschießen oder geschwächt sein und sich gegenseitig negativ beeinflussen. Um das Gleichgewicht der Kräfte wiederherzustellen, werden neben Nahrung und Pflanzenmedizin auch Reinigungskuren empfohlen, wie das berühmte Panchakarma, dem sich auch viele Europäer regelmäßig unterziehen.

Eine echte, zwei oder drei Wochen lang durchgehaltene Panchakarma-Kur wirkt wie eine Art „Heldenreise" für einen Europäer. Die mit Bittermitteln eingeleiteten Darmeinläufe, Schwitzkuren, Ölmassagen, Stirngüsse, Diätmaßnahmen und Meditation umfassende Kur bringt den Patienten oft ein gutes Stück auf den Weg zurück in die Gesundheit.

Rund 5000 Heilpflanzen werden in der ayurvedischen Medizin eingesetzt, ein Großteil von ihnen enthält Bitterstoffe. Nur zum Vergleich: In der europäischen sind es gerade einmal 250. Mit welcher Pflanze ein Problem behandelt wird, hängt in erster Linie von ihrem Geschmack, auf Sanskrit *rasa*, ab. Jede Pflanze besitzt nach der ayurvedischen Heilkunst einen oder mehrere der insgesamt sechs Geschmacksrichtungen scharf, süß, bitter, salzig, sauer und adstringierend, wobei jeder Geschmack seine spezielle therapeutische Wirkung hat, ganz gleich, welche anderen Inhaltsstoffe noch in der Pflanze stecken.

Dem bitteren Geschmack zum Beispiel wird in der ayurvedischen Medizin eine reinigende, entgiftende und tonisierende Wirkung zugeordnet. Die betreffenden Pflanzen werden ähnlich wie in der europäischen Pflanzenheilkunde eingesetzt: um das Blut zu reinigen, den Stoffwechsel in Schwung zu bringen, eine schwache Verdauung anzukurbeln und im Körper angesammelte Giftstoffe aus Umwelt und Nahrung auszuleiten.

Eine besondere Rolle spielt dabei die Kalmuswurzel, eine der wichtigsten Bittersubstanzen im Ayurveda. Sie gilt als eines der stärksten Heilmittel bei Störungen von Nerven und Gehirn, soll zum Beispiel die Sensibilität fördern, die Konzentration verbessern, das Gedächtnis stärken und zudem ein bewährtes Nerventonikum sein.

Der Geschmack, der einer Pflanze zugeordnet wird, hat dem Ayurveda zufolge einen direkten Einfluss auf die *doshas*. Er kann ihre Energie mindern oder verstärken und damit eine überschießende oder geschwächte Energie wieder ausbalancieren.

Aber auch hier gilt: Die Dosis macht das Gift. Zu viel Bitteres kann die Energiereserven zu stark verbrauchen, zur Erschöpfung führen und wegen seiner abführenden Wirkung dem Darm schaden, statt ihm zu nutzen. Sollten Sie inzwischen vom Bitterfieber gepackt sein, bitte keine Sorge deswegen: Im praktischen Leben kommt eine Vergiftung mit Bitterstoffen so gut wie niemals vor, weil im bitteren Geschmack ein natürliches Regulativ eingebaut ist. Wer zu viel davon zu sich nimmt, bekommt einen Würgereiz und spuckt es wieder aus. Einer der Gründe übrigens, warum Bitterstoffe in der Medizin auch als Brechmittel eingesetzt werden.

Die Tibetische Medizin

Dass sich um die Tibetische Medizin ein ganz besonderer Mythos rankt, hat auch mit ihrem Heimatland zu tun. Tibet, das große Reich auf dem Dach der Welt, gehört zu den entlegensten Gebieten der Erde. In den magischen schneebedeckten Bergen mit ihren bis zu 8000 Meter hohen Gipfeln hat sich vor 2500 Jahren aus einer schamanischen Tradition eine hoch differenzierte Religionskultur entwickelt, und daraus eine Heilkunde erwuchs, von der heute wichtige Impulse in den Westen ausgehen. Inspiriert vom Ayurveda, bereichert um Elemente aus der chinesischen Medizin und durchdrungen vom buddhistischen Weltbild, entstand die Tibetische Medizin, in der Religion, Ritual und Pflanzenheilkunst untrennbar verbunden sind. Leider wurde ein Teil der tibetischen Kultur während der chinesischen Kulturrevolution zwischen 1966 und 1976 zerstört. Dass die Tibetische Medizin trotzdem fortbestehen und sich für den Westen öffnen konnte, ist dem Dalai Lama zu verdanken. Das religiöse Oberhaupt der Tibeter floh 1959 ins indische Exil und gründete im nordindischen Dharamsala am Fuß des Himalaja das heute bedeutendste Institut für Tibetische Medizin, das Men-Tsee-Khang. Dort konzentrieren sich Ausbildung, Forschung, Pharmakologie und die Behandlung nach den Prinzipien der Tibetischen Medizin. Eine neue Generation selbstbewusster Ärzte hat das tibetische Heilwissen inzwischen in der westlichen Welt verbreitet, unterstützt und getragen von dem großen Interesse am Buddhismus der Menschen in Europa und den USA.

Wie der Ayurveda stützt sich auch die Tibetische Medizin auf eine äußerst komplexe logische Zuordnungslehre. Dabei werden die drei Energieprinzipien, die hier *Lung*, *Tripa* und *Bäkän* heißen, den fünf tibetischen Elementen Wind, Feuer, Erde, Wasser und Raum (Äther) und den sechs Geschmacksrichtungen sauer, salzig, scharf, süß, bitter und adstringierend („zusammenziehend") zugeordnet.

Alle diese Prinzipien spiegeln sich gemäß der Lehre in der gesamten Natur wider, also in Menschen, Tieren und Pflanzen. Auch hier werden sowohl die Heilnahrung als auch die Arzneipflanzen für Pillen und Tees dem Zuordnungssystem entsprechend ausgewählt. Beispielsweise besitzt jedes der fünf Elemente Eigenschaften, die sich in den Körperenergien, in der Nahrung und den Pflanzen wiederfinden. Wer diese Eigenschaften kennt, hält den Schlüssel zur Therapie in Händen.

Auch in der Tibetischen Medizin wird dem bitteren Geschmack die stärkste Heilkraft zugesprochen. Er dämpft die Energien *Bäkän* und *Tripa*, regt *Lung* an und wird den Elementen Wasser und Luft zugeordnet. Bittere Medizin nimmt die Hitze, wirkt gegen Verdauungsbeschwerden, hilft Toxine auszuscheiden und kann Ängste lösen. Sie spielt auch bei den Brech- und Abführmitteln, den Einläufen, Schnupf- und Inhalationsmitteln eine Rolle. In den entsprechenden Pillen sind oft Rizinusölsamen, Cassiahülsen, Himalaja-Rhabarber und Rittersporn enthalten. Sie sollen den Organismus von Giften befreien.

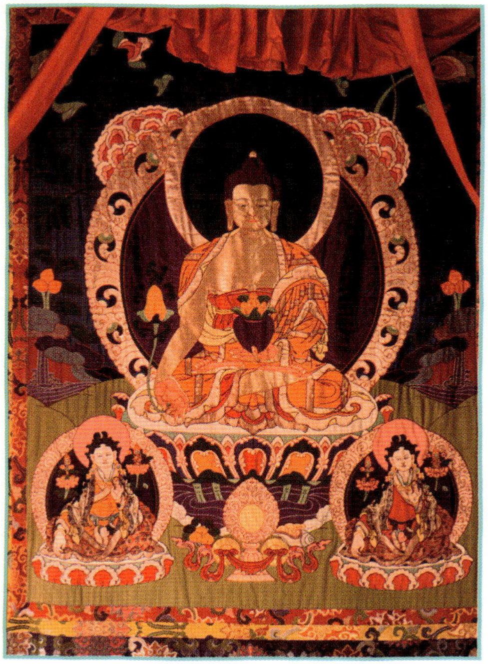
Der tibetische Medizinbuddha, Symbol für ganzheitliche Heilung

Zu viel Bitteres, heißt es auch hier, könne allerdings den Körper schwächen, zu Gewichtsabnahme, Kopfschmerzen und Kreislaufproblemen führen. Mit unserer westlichen Denkweise kommen wir in die Versuchung, jeder Pflanze einen bestimmten Verwendungszweck zuzuordnen. Die tibetische Arzneimittelherstellung beruht jedoch auf anderen Prinzipien: Obwohl den Einzeldrogen durchaus grob gefasste Einsatzbereiche zugeteilt werden, würden tibetische Ärzte niemals eine einzelne

Pflanze als Arznei verordnen. Einzelsubstanzen gelten teilweise sogar als toxisch, ein Ungleichgewicht erzeugend.

Tibetische Arzneien sind Vielstoffgemische. In einer einzigen Pille können bis zu hundert fein aufeinander abgestimmte Substanzen enthalten sein, die sich gegenseitig in ihrer Wirkung potenzieren. Unter anderem werden auch pulverisierte Metalle und Partikel tierischen Ursprungs verwendet. Das ist einer der Gründe, warum die Einfuhr der Originalpillen in Deutschland verboten ist. Als einziger Arzneimittelproduzent in Europa stellt die in der Schweiz ansässige Padma AG tibetische Arzneien nach westlichem Standard her. Die bekannteste Rezeptur des Unternehmens ist das aus 28 Substanzen bestehende Padma 28. Seine hervorragende Wirkung gegen Durchblutungsstörungen im Bein („Schaufensterkrankheit") und gegen viele andere Herz-Kreislauf-Erkrankungen ist durch zahlreiche Studien bestätigt.

Hier ein kurzer Überblick über tibetische Heilmittel und Gewürze, denen die Tibeter unter anderem auch einen bitteren Geschmack attestieren:

- *Alpenscharte*
- *Belbaum*
- *Chebulisches Myrobalan*
- *Färberdistel*
- *Indisches Meerträubchen*
- *Kampfer*
- *Niembaum*

Die Traditionelle Chinesische Medizin (TCM)

Auch die chinesische Medizinlehre hat wichtige Impulse aus dem Ayurveda erhalten, aber ein ganz eigenes Verständnis von Gesundheit, Krankheit und den Lebensprinzipien entwickelt. Ihre Behandlungsmethoden unterscheiden sich teilweise erheblich von der ayurvedischen und Tibetischen Medizin. Die TCM ist etwa 5000 Jahre alt. Etwa 300 v. Chr. wurden die Grundsätze schriftlich fixiert, im Buch *Die Medizin des Gelben Kaisers*, das lange Zeit tatsächlich Huang Di, dem Gelben Kaiser und Begründer der chinesischen Kultur, zugeschrieben wurde, der rund 2700 Jahre früher lebte. Wie alle asiatischen Medizinlehren versteht auch die chinesische Philosophie den Menschen als Teil eines kosmischen energetischen Gefüges. Von Natur aus sei dieses universelle Netz immer bestrebt, ein Gleichgewicht zu halten. Befindlichkeitsstörungen und Krankheiten gelten als energetische Entgleisungen, die in ihr harmonisches Urgefüge zurückgeführt werden müssen.

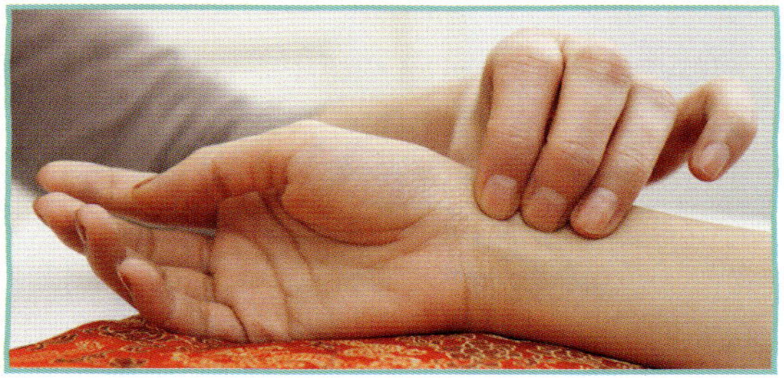

Die Pulsdiagnose, eine der wichtigsten Diagnosemethoden der TCM.

Ein Grundprinzip der TCM ist die Idee der Gegensätze von Yin und Yang. Yin gilt als das weibliche oder ruhende, Yang als das männliche oder aktive Prinzip. Diese Polarisierung sei auf alle Phänomene und Eigenschaften der Natur und auf den Menschen mit all seinen Organen und Funktionen übertragbar. Bei einer Störung von Yin- und Yang-Organen streben auch hier alle Therapien einen Ausgleich an.

Die Vorstellung, unser Körper sei von unsichtbaren Leitbahnen durchzogen, ist in Europa so verbreitet, dass sie in gesundheitsbewussten Kreisen fast schon zum Allgemeinwissen gehört. Tatsächlich stammt sie aus der TCM. In diesen Meridianen fließt nach chinesischem Verständnis die Lebensenergie Qi, die alle ihnen zugeordneten Organe mit Energie versorgt und für deren einwandfreies Funktionieren verantwortlich ist. Nach chinesischem Verständnis können äußere Störungen über die Meridiane in den Körper eindringen, es können sich aber auch Krankheiten der Organe über die Meridiane in andere Bereiche ausbreiten und dort Störungen verursachen. So erklärt sich etwa, dass zu viel Magenhitze zu Zahnfleischbluten und das Feuer der Gallenblase zu Ohrenschmerzen führen kann.

Neben den beiden Kräften Yin und Yang ordnen auch die Chinesen alle Erscheinungen und Prozesse der Natur den Elementen zu, hier allerdings Holz, Feuer, Erde, Metall und Wasser. Alle fünf Kräfte spielen zusammen und haben sowohl einen fördernden als auch einen hemmenden Einfluss auf die anderen Kräfte. Auch diese positiven und negativen Wechselwirkungen können auf den Menschen übertragen werden. Zum Beispiel weist die TCM jedem der Elemente bestimmte Organe und Grundgefühle zu. Das mag auf den ersten Blick weit hergeholt erscheinen, tatsächlich gibt es aber auch in unserer modernen psychosomatischen Medizin Parallelen hierzu.

Alles in allem bildet die chinesische Pflanzenheilkunde ein sehr komplexes System, das wie jede andere Erfahrungsmedizin auch auf die jahrtausendealte Beobachtung von Pflanzen und ihrer Wirkung auf den Menschen zurückgeht. Ihre Anwendung wird unter anderem durch den Geschmack der Pflanze, ihren Geruch, ihre Farbe und Form sowie ihren Fruchtstand und Wuchsort bestimmt. Daraus leitet sich das vorherrschende Temperament und die Zuordnung zu den Organen ab.

Ein gutes Beispiel für die verblüffend ähnliche Einordnung von Heilpflanzen in der europäischen und der chinesischen Medizin ist der Löwenzahn, der auch in China wild wächst, allerdings in einer etwas anderen Form. Auch chinesische Ärzte bescheinigen dem Löwenzahn einen sehr bitteren Geschmack, eine blutreinigende Wirkung und Heilkraft bei Entzündungen von Leber und Gallenblase.

Wie in den meisten Medizinkulturen zählen Bitterpflanzen auch in der TCM zu den wichtigsten Heilkräutern. Der bittere Geschmack, der dem Herzen und dem Dünndarm zugeordnet wird, gilt als entzündungshemmend, austrocknend und dämpfend. In den Medizinbüchern heißt es, Bitteres leite die Energie nach unten ab, zum Beispiel wird Hitze im Kopf über die Ausscheidungsorgane nach unten ausgeleitet.

Die Bitterpflanzen der TCM

Einige der folgenden Pflanzennamen dürften Ihnen inzwischen bekannt vorkommen:

- *Bockshornklee*
- *Chinesischer Engelwurz*
- *Chrysantheme*
- *Enzian*
- *Galgant*
- *Kardamom*
- *Kassie (Cassia)*
- *Kurkuma (Gelbwurz)*
- *Ingwer*
- *Löwenzahn*

Chinesischer Schlankheitstee

Wie die Chinesinnen ihre Figurprobleme lösen, zeigt die folgende Tee-Rezeptur. Ihre Hauptwirkung geht von den Samen der Kassie aus, die stark anregend auf den Darm wirkt. Die Nahrung wird dadurch vom Körper schneller verbrannt. Leute, die ihn regelmäßig getrunken haben, berichten, sie hätten weiterhin normal gegessen, aber trotzdem langsam und kontinuierlich über einen längeren Zeitraum hinweg abgenommen.

Pro 100 Gramm Teemischung:

- *49,6 Gramm Grüntee mit Jasmin*
- *16,6 Gramm Kassie*
- *33,8 Gramm gemahlene grüne Bohnen*

Pro Tasse 1 Teelöffel der Mischung mit kochendem Wasser übergießen und bis zu 5 Minuten ziehen lassen. Man trinkt ein bis zwei Tassen vor jeder Mahlzeit, also insgesamt nicht mehr als drei bis sechs Tassen am Tag.

Die indianische Heilkunde

Zu Zeiten, als bei uns noch niemand etwas von Amerika ahnte, existierten dort schon zahlreiche hochentwickelte Kulturen. Es gab blühende Stadtstaaten mit ausgeklügelten Infrastrukturen. Der größte bestand in Mexico: Tenochtitlan, das Zentrum des Aztekenreiches. Einer ihrer Herrscher, Moctezuma I (reg. 1502-1520), besaß einen botanischen Garten mit über 4000 Pflanzen. Es gab „Apotheken“ mit Heilsalben, -säften und -pflastern.

In den Anden lebte das mächtige Volk der Inkas, dessen Schamanen mit den Heilkräutern aus dem Amazonasbecken und den Regenwäldern vertraut waren und diese für ihre Grenzgänge zwischen Himmel und Erde benutzten, um ihr Bewusstsein zu erweitern.

Vergleichbar dem chinesischen Gegensatzpaar Yin und Yang sehen die amerikanischen Ureinwohner in allen Erscheinungen gegensätzliche, sich ergänzende Kräfte. Zu Mutter Erde gehört Vater Sonne, zu jedem Plus ein Minus. Indianische Heilungszeremonien zielen auf die Wiederherstellung dieser Harmonie ab. Alle Pflanzen mit Heilkraft gelten als Geschenke der Götter und werden als solche verehrt.

Die spanischen Eroberer waren von der indianischen Medizin sehr beeindruckt. Aus der Neuen Welt kam nun umfassendes Wissen über Heilpflanzen nach Europa, die Kunde von der Wirkung indianischer Kräuter breitete sich rasch in alle Länder aus, außerdem wurden Pflanzen wie die Tomate, die Kartoffel und der Kakaobaum importiert. Zu Beginn des 19. Jahrhunderts galten in europäischen Apotheken viele indianische Heilpflanzen als anerkannte Heilmittel – unter anderem Pfeilwurzel, Chili, Jalapenwurzel, Maisgriffel, Kaneelrinde, Perubalsam und Sarsaparille. Heute verdanken wir der chemischen und pharmakologischen Erforschung dieser Pflanzen wichtige Medikamente, etwa zur Lokalanästhesie, gegen psychische Krankheiten oder Herzleiden. Sogar die Homöopathie entstand auf diese Art. Ihr Begründer Samuel Hahnemann entdeckte bei Experimenten mit dem (auch „Fieberbaum" genannten) Chinarindenbaum, der uns das Malaria-Mittel Chinin beschert, das Prinzip der Homöopathie: Ähnliches kann mit Ähnlichem geheilt werden. Die amerikanischen Ureinwohner wussten das schon lange: Sie hatten aus der Rinde schon immer einen Heiltrank gegen Fieber zubereitet.

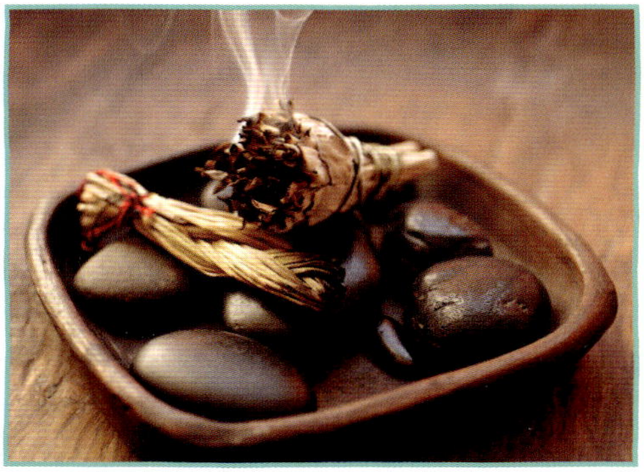

Indianisches Kräutersäckchen

Hahnemann fand heraus, dass die Indianer und ihre heilkundigen Schamanen mit großem Wissen und sicherem Gespür jahrhundertelang einwandfreie Heilkunde praktiziert hatten. In Sachen Naturheilkunde waren sie uns um Lichtjahre voraus. Ihre gebräuchlichsten Nahrungs- und Heilmittel sind heute in fast allen europäischen Haushalten vorhanden: Chilipfeffer, Guarana, Kakao, Kartoffeln, Kürbiskerne, Mais, Mate, Mormonentee, Papaya, Pfeilwurz, Piment, Sonnenblumenkerne, Tomate und Vanille. Quasi im Gegenzug nahmen die Indianer auch einige europäische Heilpflanzen in ihr Medizinrepertoire auf. Interessanterweise waren die meisten davon Bitterkräuter – wie Löwenzahn, Wegwarte, Ackerwinde, Senf, Koriander, Wermut, Salbei, Fenchel, Pfefferminze, Malven, Weinraute und Sauerampfer.

Die meisten indianischen Stämme bereiten aus den Heilkräutern Tees, Dekokte oder Pflanzenpflaster zu. In Südamerika werden Heilpflanzen bis heute auch gekaut. Auch das Rauchen von Kräutern mit Rausch- oder Heilwirkung gilt als therapeutische Maßnahme, damit lassen sich zum Beispiel Schmerzen besser aushalten, zudem soll eine heilsame Bewusstseinsveränderung stattfinden. Im Übrigen waren auch die amerikanischen Ureinwohner davon überzeugt, dass der Darm und die Verdauung für die Gesundheit sehr bedeutsam sind.

Hier einige der wichtigsten indianischen Bitterpflanzen, die bei uns erhältlich sind:

- *Amerikanischer Faulbaum*
- *Angurate*
- *Boldo*
- *Chinarinde*
- *Condurango*
- *Damiana*
- *Lapacho*
- *Mate*
- *Salbei*
- *Schafgarbe*
- *Schokolade (lesen Sie dazu bitte auch Kapitel 9)*
- *Roter Sonnenhut*

Essiac-Tee

Der nach seiner Entdeckerin Rene Caisse „Essiac" genannte Kräutertee stammt wahrscheinlich von einem Indianerstamm in Kanada. Seine Inhaltsstoffe – Große Klette, Kleiner Sauerampfer, Medizinalrhabarber und Rotulme – sollen das Immunsystem stärken, die Organfunktionen unterstützen und werden nach indianischer Tradition auch gegen Krebs eingesetzt. Die Krankenschwester Rene Caisse erfuhr davon und behandelte unter der Aufsicht von Ärzten eine Reihe krebskranker Patienten – mit durchschlagendem Erfolg. Doch wie alle verantwortungsbewussten Heilkundigen betonte Rene Caisse immer wieder, dass Essiac kein Wundermittel sei. Heute kann man den Tee in jeder Apotheke kaufen.

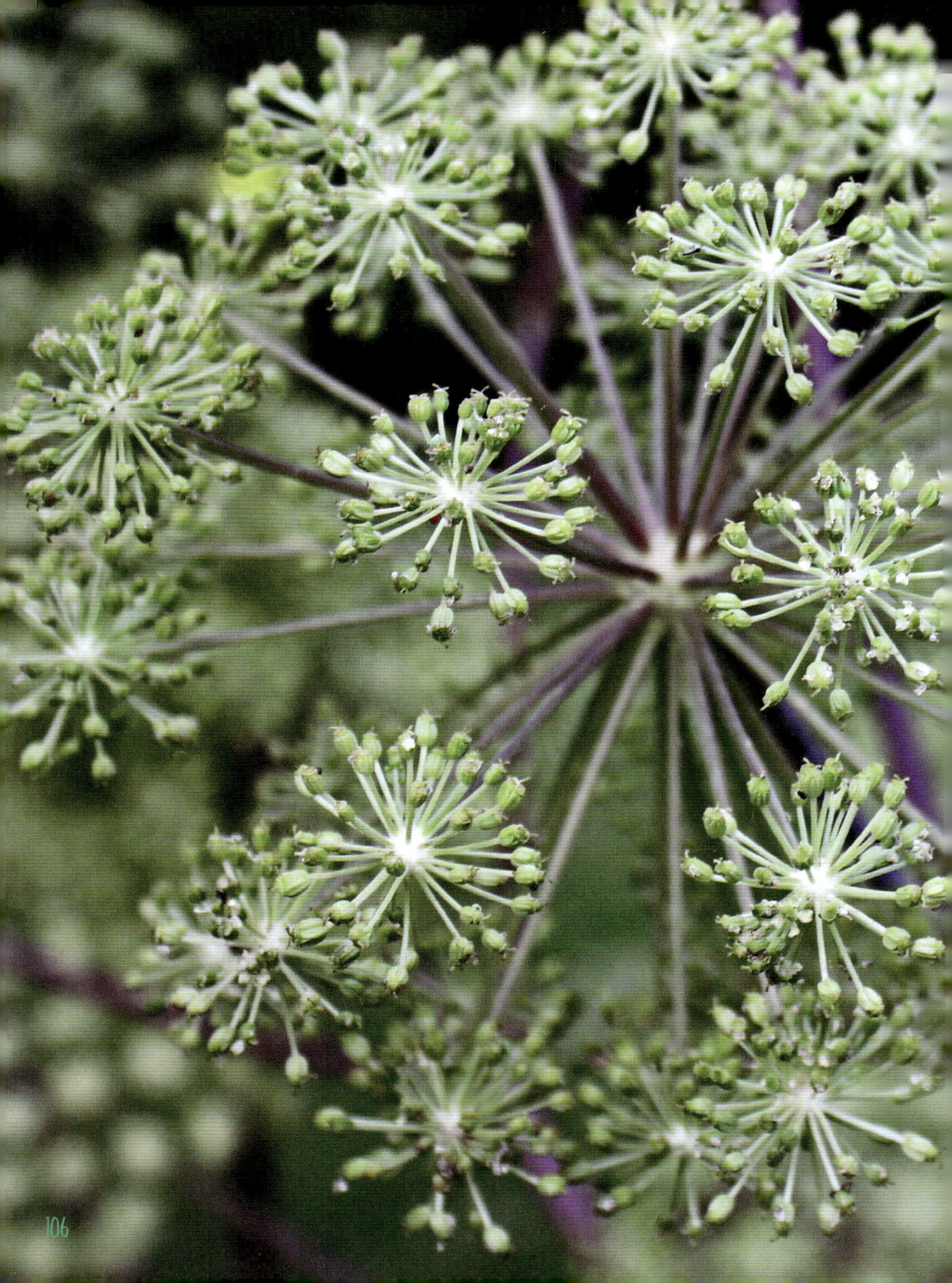

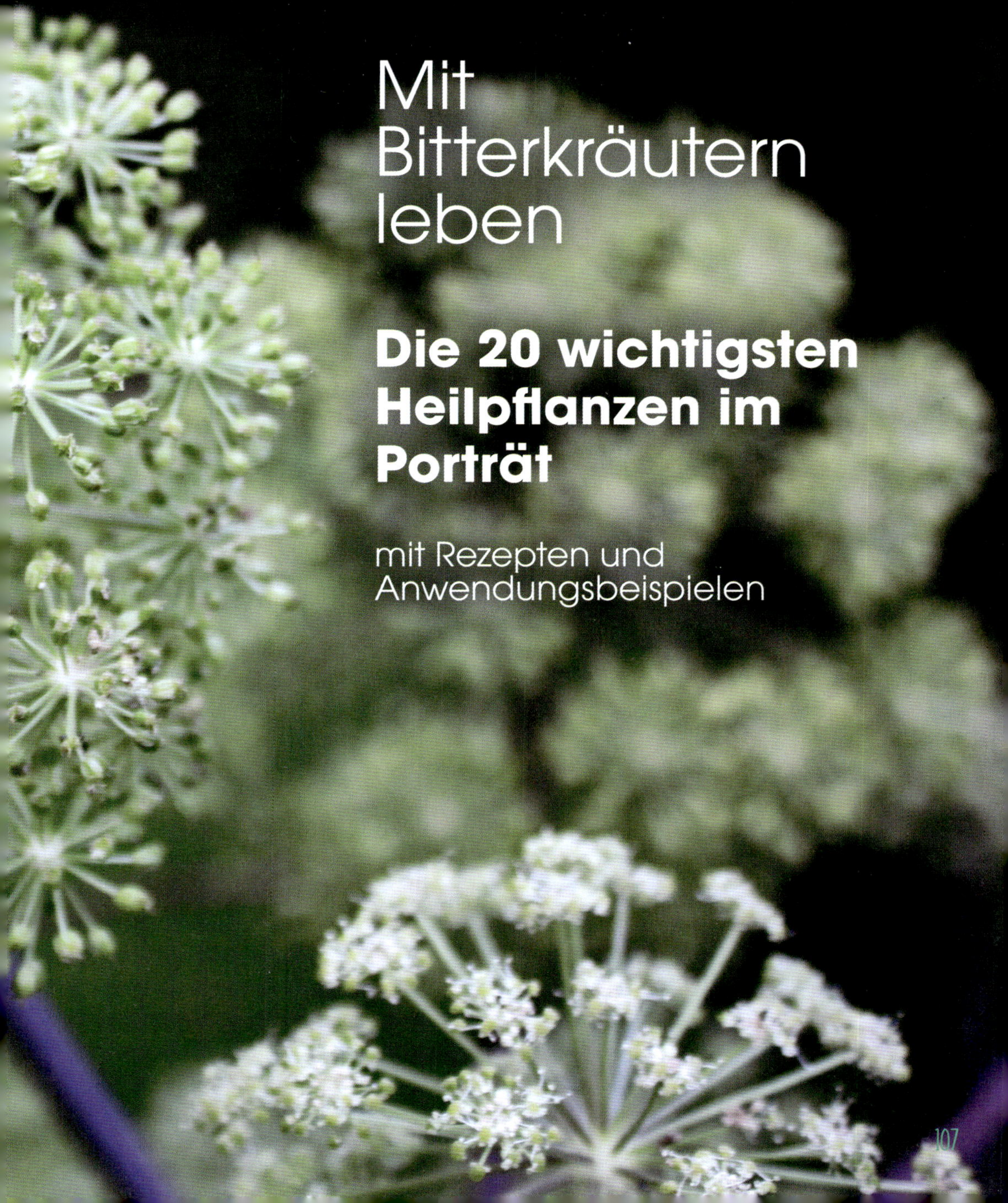

Mit Bitterkräutern leben

Die 20 wichtigsten Heilpflanzen im Porträt

mit Rezepten und Anwendungsbeispielen

ANDORN

Botanischer Name: Marrubium vulgare

Andere Namen: Berghopfen, Brustkraut, Schwindsuchtkraut, Helfkraut, Mariennessel, Mauerandorn, Mutterkraut, Weißer Dorant, Weiße Leuchte

Aussehen: Gehört zur Familie der Lippenblütler und kann bis zu 60 Zentimeter hoch werden. Andorn besitzt vierkantige, weißfilzig behaarte Stängel und elliptische Blätter mit kerbig gezähntem Rand. Zwischen Juni und August erscheinen in den Blattachseln weiße Blüten.

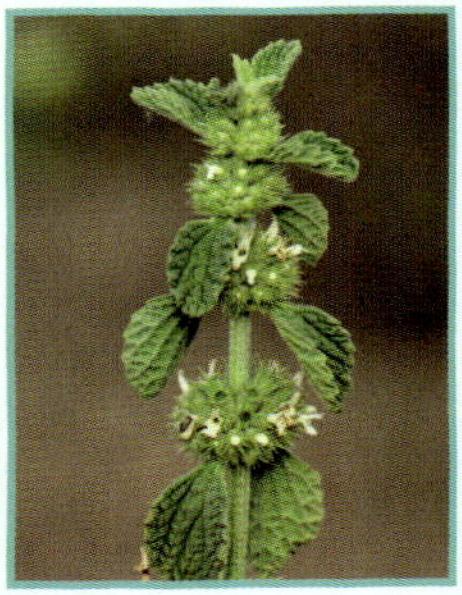

Vorkommen: Kommt ursprünglich aus Zentralasien und Südeuropa, ist aber heute in fast ganz Europa verbreitet. Wächst an Wegen, Hecken, Zäunen und auf Schutthalden.

Verwendete Pflanzenteile: Nur das blühende Kraut wird geerntet und im Schatten getrocknet.

Wirkstoffe: Die Bitterstoffe Diterpene der Labdanreihe, das kristalline Marrubin, Prämarrubin sowie Marrubenol. Außerdem Gerbstoffe, Harze, Schleimstoffe, ätherische Öle, Kalium und Flavonoide.

Wirkung: Andorn ist eine der ältesten Arzneipflanzen überhaupt. Den Ägyptern und Römern half er bei Husten und anderen Krankheiten der Atemwege. Die Griechen nutzten ihn gegen Geschwüre und Menstruationsschmerzen. Hildegard von Bingen betonte die schleimlösende Wirkung des „Brustkrauts" und wies auf seine zusammenziehenden Kräfte hin. Alle diese Wirkungen sind heute wissenschaftlich bestätigt. Andorn gilt als schleimlösend und auswurffördernd bei akuten und chronischen Atemwegskrankheiten, wird bei Mund- und Rachenentzündungen eingesetzt und steigert Magensaft und Gallensekretion. Wirkt appetitanregend, verdauungsfördernd, gegen Durchfall, bei Gallenblasen- und Leberleiden. Wegen seiner tonisierenden Wirkung kann er sogar Immunschwäche und Antriebslosigkeit entgegenwirken. Andorn wird auch äußerlich bei Hautverletzungen angewandt.

Anwendung: *Andorntee:* Für eine Tasse 1 Teelöffel des getrockneten Krauts mit siedendem Wasser übergießen. Je nach beabsichtigter Wirkung soll der Tee unterschiedlich lange ziehen: für eine belebende Wirkung 3–5 Minuten, zur Behandlung von Atemwegsproblemen und Verdauungsbeschwerden 10 Minuten.

Wenn Sie Magen und Darm anregen möchten, trinken Sie den Tee am besten 20 Minuten vor dem Essen in kleinen Schlucken, aber maximal drei Tassen pro Tag. Nach 2 Wochen bitte eine Pause einlegen, weil dann die Wirkung der Teekur nachlässt. Je nach Gefühl können Sie nach 2–3 Wochen einen neuen Turnus beginnen.

Andornwein nach Hildegard von Bingen

Dieses Rezept soll bei hartnäckiger Bronchitis und Atemwegsproblemen helfen.

Mischen Sie 10 g Andorn, 30 g Fenchelsamen, 30 g Dillkraut und 30 g Königskerzenblüten und füllen Sie 3 Esslöffel davon in 1 Liter Süß- oder Kabinettwein. Lassen Sie alles 3–4 Minuten lang kochen, seihen Sie die Kräuter ab und füllen Sie den Wein in eine Thermoskanne. Trinken Sie den Andornwein über den ganzen Tag verteilt. Kinder bis zu 6 Jahren bekommen mehrmals täglich 1 Teelöffel davon, ältere Kinder 1 Esslöffel. Für eine optimale Wirkung ist es ratsam, die Weinkur mindestens 1 Woche lang durchzuhalten.

ARTISCHOCKE

Botanischer Name: Cynara scolymus

Andere Namen: Französische Artischocke, Artischoss, Golddistel, Kugelartischocke, Jockeles

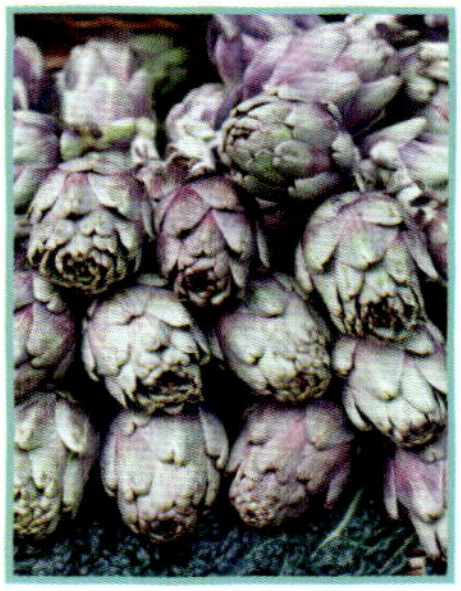

Aussehen: Die Pflanze wächst bis zu 2 Meter in die Höhe. Der Stängel trägt violette Blütenköpfe, die noch vor dem Aufblühen geerntet werden.

Vorkommen: Die Artischocke wird in den Mittelmeerländern und auf den Kanaren angebaut.

Verwendete Pflanzenteile: Die besonders bitterstoffhaltigen Blätter, die Wurzeln, die Blütenhüllblätter und der fleischige Blütenboden

Wirkstoffe: Die Bitterstoffe Cyanopikrin und Cynarin, zudem Flavonoide und Mineralien wie Kalium, Kalzium, Magnesium und Eisen

Wirkung: Die Bitterstoffe in der Artischocke unterstützen beim metabolischen Syndrom den Fettstoffwechsel und helfen bei chronischen Leberproblemen. Neuerdings werden entsprechende Präparate auch gegen erhöhte Cholesterin- und Blutzuckerspiegel eingesetzt. Wissenschaftlich gesichert sind die allgemein entgiftende, die antioxidative und die immunstärkende Wirkung.

Fastende berichten, dass vor allem die Urtinktur bei Heißhungeranfällen hilft und dazu beiträgt, den geistigen Horizont zu erweitern.

Anwendung: Aus den getrockneten und zerkleinerten Pflanzenteilen werden zu Heilzwecken Tees, Extrakte und Tinkturen hergestellt. Aus der frischen Pflanze gewinnt man die besonders vitalstoffreichen Presssäfte.

Presssaft: Er wird meistens während der Fasten- oder Detoxkur eingenommen, weil er den Hunger stillt. Dreimal am Tag 2 Esslöffel des frischen Presssafts in einem Glas Wasser auflösen.

Urtinktur: Gegen Heißhungeranfälle und zur Unterstützung der Meditation: dreimal täglich 4 Tropfen in etwas Wasser auflösen.

Tee: 1-2 Teelöffel des getrockneten Krauts mit etwa 150 Millilitern kochendem Wasser übergießen und nach zehnminütigem Ziehenlassen abseihen. Als „Apéritif" zur Anregung der Magensäfte trinkt man etwa 20 Minuten vor dem Essen eine Tasse. Wer seine Verdauung verbessern möchte, trinkt den Tee als Digestif.

Likör: Aus Italien kommt der aus Artischocken hergestellte, fein ausbalancierte dunkelbraune Bitter-Apéritif Cynar. Er schmeckt pur auf Eis und als Zutat von Longdrinks.

So delikat kann bitter schmecken

Als klassisches Beispiel für Bittergemüse fällt den meisten von uns auf Anhieb die Artischocke ein, die auch auf dem Cover dieses Buchs abgebildet ist. Tatsächlich enthält die Artischocke als eine der wenigen Gemüsearten heute noch genauso viele Bitterstoffe wie früher. Da ihr bitterer Geschmack als besondere Delikatesse gilt, wurde er mit Bedacht nicht weggezüchtet. Artischockenfans sollten allerdings wissen, dass das frische Gemüse trotz seiner gesunden Wirkstoffe lange nicht die geballte Wirkung der medizinischen Zubereitungen hat. Beim Kochen gehen leider viele der Bitterstoffe verloren.

BEIFUSS

Botanischer Name: Artemisia vulgaris

Andere Namen: Besenkraut, Buckele, Fliegenkraut, Geißbart, Gänsekraut, Jungfernkraut, Weißer Bock, Wurmkraut, Wilder Wermut

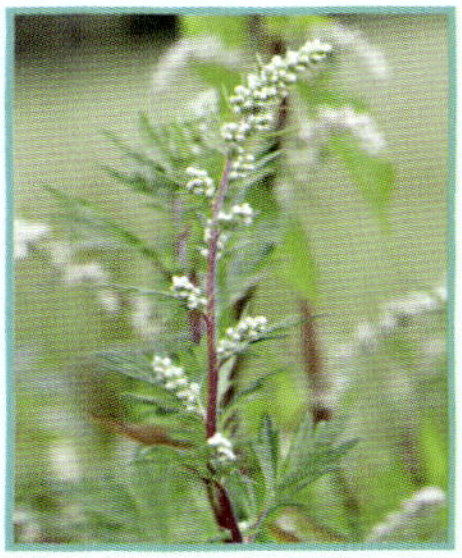

Aussehen: Der Beifuß ist eine Staude aus der Familie der Korbblütler. Die widerstandsfähige Pflanze mit ihrem kantigen Stängel wird etwa anderthalb, manchmal 2 Meter hoch, oben trägt sie lange Rispen mit kleinen weißlichgelben oder rötlichen Blütenkörbchen. Die gefiederten Blätter mit ihren gesägten Spitzen sind oben dunkelgrün und auf der Unterseite weißfilzig und behaart. Sehr kleine graubraune, fein gestreifte Früchte. Weil die Pflanze dem Wermut sehr ähnlich sieht und auch eine fast identische Wirkung hat, wird sie manchmal „Wilder Wermut" genannt. Wermut heißt im Volksmund „Bitterer Beifuß". Für viele Naturheilkundige ist der Beifuß dem Wermut überlegen.

Vorkommen: Beifuß wächst im nördlichen und mittleren Europa eigentlich überall. Auch in Asien und Nordamerika findet man die wertvolle Heilpflanze in großen Kolonien wildwachsend auf Brachflächen, Wegen, an Zäunen und oft auch auf den Schutt- und Geröllhalden von Baustellen und Stadträndern. Auch entlang der Autobahnen gedeiht das Kraut, dort absorbiert es große Mengen von Abgasen und trägt damit zur Luftverbesserung bei. Da Beifuß auch Schadstoffe aus dem Boden speichert, sollte man ihn keinesfalls in der Nähe stark befahrener Straßen oder auf stark gedüngten Ackerböden bzw. Müll- oder Schutthalden sammeln.

Verwendete Pflanzenteile: Man verwendet die gesamte Pflanze, von der Wurzel bis zur Spitze. Gesammelt wird sie zwischen Ende Mai und September.

Wirkstoffe: Neben seinen hochwirksamen Bittersubstanzen Vulgarin und Psilostachyn enthält Beifuß auch die ätherischen Öle Cineol, Kampfer und Thujon, außerdem Flavonoide, B-Vitamine, die Vitamine A und C, darüber hinaus Kalzium, Kalium, Phosphor und Eisen.

Wirkung: Hildegard von Bingen hat dem Beifuß eine reinigende Wirkung zugesprochen. In der modernen Pflanzenheilkunde nimmt die Pflanze wegen ihres breiten Wirkungsspektrums eine herausragende Stellung ein. Die Blätter wirken krampflösend, antimykotisch, antimikrobiell, appetitanregend, sekretionsfördernd, ausleitend und schweißtreibend.

Die Wurzel wird gerne bei psychisch-vegetativen Problemen eingesetzt, zum Beispiel bei Angst und Depression oder schlechtem Schlaf, Schwindel und Gedächtnisschwäche.

Anwendung: Weil er so gut desinfiziert, hat man Beifuß früher auf den Lehmböden der Häuser ausgelegt, um Keime abzutöten. Aus den Stielen der Pflanze wurden auch Besen gebunden.

Beifuß ist ein aromatisches Küchengewürz. Schneiden Sie die Pflanze, bevor sich die kleinen Blüten öffnen, denn die runden Kügelchen eignen sich besonders gut zum Würzen.

Tipp: Kochen Sie die Beifußblüten bei deftigen, fetten Gerichten wie zum Beispiel Gänsebraten von Anfang an mit. So geben die Bitterstoffe und die ätherischen Öle dem Fleisch ein fein-würziges Aroma und machen sein Fett besser verdaulich. Leber und Galle freuen sich.

Tee gegen Verdauungs- und Menstruationsprobleme: 1 Teelöffel Beifußkraut mit ¼ Liter siedendem Wasser überbrühen und 3–5 Minuten ziehen lassen. 3–4 Tassen täglich vor dem Essen trinken. Der Tee gilt als reinigend und kann bei ausbleibender oder unregelmäßiger Monatsblutung die Menstruation fördern. Auch hier gilt: Die Teekur sollte 2–3 Wochen dauern, danach bitte eine Pause einlegen, weil sich die Wirkung sonst abschwächt.

Beifuß – wie gut zum Fuß

Der Name der Pflanze deutet ihre besondere Affinität zum Fuß an. Früher haben Wanderer die Blätter des Krauts in ihre Schuhen gelegt, um länger und besser durchzuhalten. Wenn Sie also demnächst einen Wanderurlaub planen oder zu einem längeren Fußmarsch aufbrechen, können Sie das alte Rezept einmal ausprobieren. Ansonsten hilft auch ein Fußbad danach: 2 Handvoll getrocknete oder frische Beifußblätter zugedeckt in einem Topf mit 3 Litern Wasser aufkochen und 5 Minuten ziehen lassen. Lassen Sie das Wasser abkühlen, gießen Sie es in eine Fußbadewanne, baden Sie die Füße 10 Minuten lang darin und lassen Sie Ihre Seele währenddessen baumeln. Die Wellnessanwendung ist Balsam gegen kalte und müde Füße und hilft nebenbei auch bei Unterleibsbeschwerden, Verkrampfungen und Spannungskopfschmerzen.

Achtung: Schwangere sollten Beifuß wegen seiner stark ausleitenden Kraft meiden. Dasselbe gilt für Menschen, die auf Korbblütler allergisch reagieren.

BENEDIKTENKRAUT

Botanischer Name: Carduus benedictus

Andere Namen: Bitterdistel, Benediktenwurz, Heildistel, Kardobenediktenkraut, Magendistel, Spinnendistel

Aussehen: Das Benediktenkraut ist eine altbewährte Heilpflanze aus der Korbblütlerfamilie. Die distelartige rippige Pflanze wird bis zu ½ Meter hoch. Die unteren Blätter sind gestielt, werden bis zu 30 Zentimeter lang, sind gezahnt und haben auslaufende stachelige Spitzen. Die oberen Blätter sind stängelumfassend und in der Nähe der blassgelben Blüten sehr dicht.

Vorkommen: Stammt aus dem Mittelmeerraum. Bei uns wächst es wild an sonnigen, trockenen und steinigen Hängen und in Brachen.

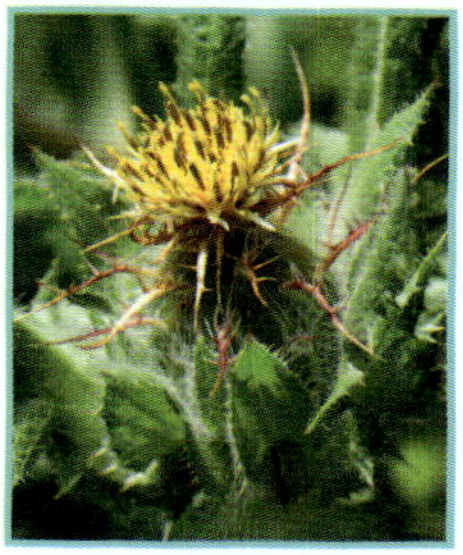

Verwendete Pflanzenteile: Die getrockneten Blätter und die Sprossenspitzen mit den Blüten

Wirkstoffe: Der Bitterstoff Cnicin, ätherische Öle, Gerbstoffe und Flavonoide als sekundäre Pflanzenstoffe

Wirkung: Aufgrund seines hohen Bitterwerts (1800) schätzt man das Kraut heute vor allem wegen seiner Wirkung auf die Speichel-, Magensaft- und Gallensekretion. Es ist ein bewährtes Gallenmittel. Außerdem wirkt es verdauungsfördernd, regt den Stoffwechsel an, stärkt die Nerven und den Herzrhythmus, wirkt antibakteriell und fördert die Ausscheidung von Harnsäure.

Benediktenkraut wird, teilweise auch in Kombination mit anderen Heilkräutern, vorwiegend bei folgenden Beschwerden eingesetzt: Magenbeschwerden wie Sodbrennen oder Völlegefühl, Verdauungsstörungen wie Verstopfung und Durchfall, Fieber, Gicht, Herzprobleme in den Wechseljahren, allgemeine Schwäche

Anwendung: Wegen der hohen Bitterkeit sollte man am Tag höchstens 6 Gramm Kraut zu sich nehmen.

Wenn der Magen drückt oder die Verdauung schwächelt, hilft dieser Tee: 1 Teelöffel Benediktenkraut mit zwei Tassen kochendem Wasser übergießen, 3–5 Minuten ziehen lassen und den Tee über den Tag verteilt trinken, am besten vor dem Essen.

Die alkoholische Lösung

Benediktenkraut wird sehr häufig in Alkohol gelösten Kräuterextrakten, Magenbitter, Kräuterlikören und Medizinalweinen zugesetzt.
Hier ein **Rezept für Benediktenwein**. Es mag ein bisschen aufwendig klingen, ist aber ein hervorragendes Stärkungsmittel und lohnt sich für alle Rekonvaleszenten, also für Menschen, die eine schwere Krankheit und/oder eine Operation hinter sich haben: 2 Esslöffel gehacktes Benediktenkraut in ein großes Glas geben und mit ½ Liter Weißwein übergießen, dann zugedeckt 10 Tage ziehen lassen. Das Kraut abseihen und den Wein in eine Flasche füllen. Bitte nur likörglasweise trinken!

Achtung: Bei Nierenproblemen und/oder einer Allergie gegen Korbblütler darf das Kraut nicht eingenommen werden!

CONDURANGORINDE

Botanischer Name: Marsdenia condurango

Andere Namen: Geierpflanze, Kondurango, Magenwohl

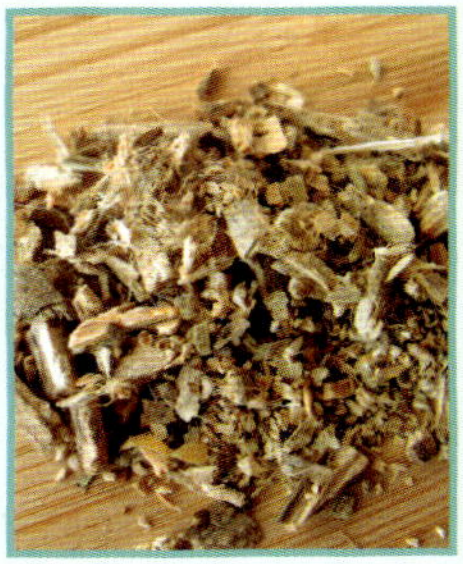

Aussehen: Der Kletterstrauch ist eine Liane und gehört zur Familie der Seidenpflanzengewächse. Der Stamm kann bis zu 10 Zentimeter dick werden, die jungen Kletteräste haben olivgrüne, behaarte Triebe mit kurzstieligen, eiförmigen Blättern.

Vorkommen: An den Westhängen der Anden in Ecuador, Peru und Kolumbien

Verwendete Pflanzenteile: Das Holz und die getrocknete Rinde junger Äste und Stämme dieser Liane gehören zu den wichtigsten Heil- und Ritualpflanzen der indianischen Schamanen.

Wirkstoffe: Der Bitterstoff Condurangin, Flavonoide, Harze, ätherische Öle, Kaffeesäure und Cumarine

Wirkung: Die Condurangorinde ist bis heute eines der vielseitigsten Heilmittel der Indianer in Nord- und Südamerika. Sie setzen es bei Verdauungsbeschwerden ein, behandeln damit Wunden, Geschwüre und Ekzeme, auch Nervenleiden und sogar Geschlechtskrankheiten. Angeblich soll die Rinde sogar gegen Magenkrebs helfen – oder zumindest die Begleitsymptome lindern. In der westlichen Pflanzenheilkunde wird das Heilmittel gegen Beschwerden in Magen (Gastritis), Darm, Galle und bei Rissen und Geschwüren an den Lippen und im Afterbereich eingesetzt.

Anwendung: *Condurangowein bei Magenbeschwerden:* 50 Gramm der getrockneten Rinde in ein Glas mit 1 Liter Malagawein füllen, das Glas fest verschließen und 4–5 Wochen lang an einem warmen Platz ziehen lassen, dann die Rinde abseihen, den Wein in eine Flasche füllen. Vorsicht: Diese Medizin schmeckt lecker! Täglich 20 Minuten vor den Mahlzeiten ein(!) Likörglas trinken.

ENGELWURZ

Botanischer Name: Angelica archangelica

Andere Namen: Angelikawurzel, Brustwurz, Engelskraut, Erzengelwurz, Gartenangelik, Heiligenbitter, Heiligenwurz, Theriakwurzel, Zahnwurz

Aussehen: Die bis zu 2 Meter hoch wachsende Pflanze gehört zu den Doldengewächsen, mit hellgrünen, sehr ausladenden, dreifach gefiederten Blättern und großen Blütendolden. Die zwei- bis vierjährige Pflanze stirbt nach der ersten Blüte ab.

Vorkommen: In Nordeuropa und in den Bergen Nordindiens, in feuchten, schattigen Wiesen,

Mooren und Flussufern. Als wertvolle Heilpflanze wird der Engelwurz in ganz Europa kultiviert.

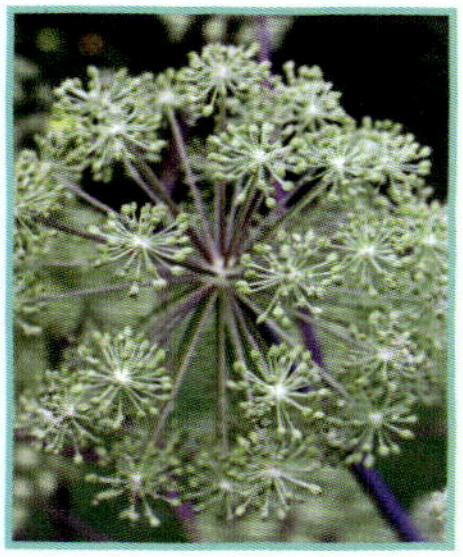

Verwendete Pflanzenteile: Der rotbraune rübenförmige Wurzelstock mit seinen Wurzeltrieben. In der Volksmedizin werden auch die Blätter und Früchte als Tee oder äußerlich als Kompresse verwendet, ihre Wirkung gilt aber als deutlich geringer, weil sie kaum Bitterstoffe enthalten.

Wirkstoffe: Sesquiterpene und Monoterpene als Bitterstoffe, ätherische Öle, Furanocumarine, Gerbstoffe und Harze

Wirkung: Wissenschaftlich geprüft und anerkannt sind die anregende, sekretfördernde Wirkung der Bitterstoffe auf Speichel, Magen und Gallenblase und die krampflösende, entzündungshemmende, das Immunsystem stimulierende Wirkung. Aus diesem Grund empfehlen Naturärzte den Engelwurz bei

- Magenkoliken und Magenschleimhautentzündung
- Verdauungsstörungen wie Blähungen und Völlegefühl
- Erkältung, Husten und Rippenfellentzündung
- Rheuma und Gicht
- nervlichen Problemen wie Unruhe, Angst und schlechtem Schlaf und
- äußerlich bei nässenden Ekzemen

Anwendung: *Dieser Tee hat aufbauende Kräfte. Er stärkt Körper, Geist und Seele und sorgt gleichzeitig für eine bessere Verdauung:* 3 Gramm Angelikawurzel mit 150 Millilitern siedendem Wasser übergießen und 10 Minuten zugedeckt ziehen lassen. Täglich 3–4 Tassen (vor dem Essen) trinken.

Badekur bei Rheumabeschwerden: *Wenn die Glieder schmerzen und der ganze Körper wehtut, sollten Sie dieses Bad ausprobieren:* 150 Gramm der getrockneten Wurzel in 1 ½ Litern Wasser aufkochen und dann bei schwacher Hitze 20 Minuten weiterköcheln lassen. Abseihen und den Sud in eine Badewanne mit 35 bis 38 Grad heißem Wasser füllen. 10 bis 15 Minuten darin baden. Die Badekur hilft nachhaltig, wenn Sie sie drei Monate lang regelmäßig anwenden, und zwar ein- bis zweimal pro Woche.

ENZIAN, GELBER

Botanischer Name: Gentiana lutea

Andere Namen: Bergfieberwurzel, Bitterwurzel, Branntweinwurz, Darmwurz, Enze, Gelbsuchtwurz, Halunkenwurzel, Hemer, Hochwurz, Magenwurz, Zinzalwurz

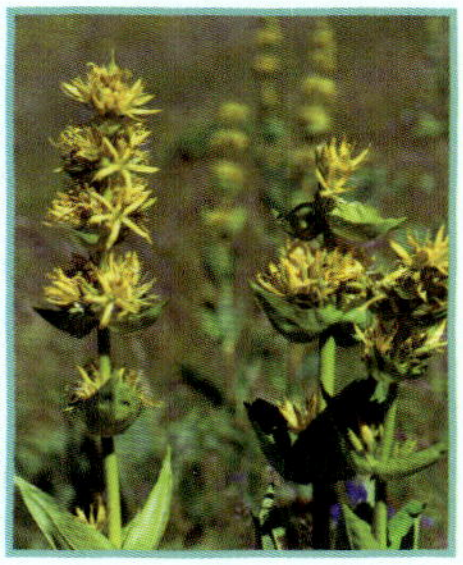

Aussehen: Die bis zu 150 Zentimeter hohe Pflanze aus der Familie der Enziangewächse hat einen hohlen, aufrechten, oben gerieften Stängel.

Die elliptischen, längsnervigen blaugrünen Blätter werden bis zu 30 Zentimeter lang und 15 Zentimeter breit. Oben sind die Blätter zu schalenförmigen Tragblättern gebildet, in deren Achseln die gelben Blüten zu Trugdolden vereinigt sind. Die Frucht ist eine Kapsel mit flachen Samen.

Vorkommen: In den Alpen und in den Gebirgen in Südeuropa in Höhen zwischen 250 und 2500 Metern. In Deutschland steht der Gelbe Enzian unter Naturschutz. Er wird in alpinen Gärten kultiviert.

Verwendete Pflanzenteile: Die Wurzel (Radix gentianae) der älteren Pflanzen wird in fast allen

Teilen der Welt seit Tausenden von Jahren als Heilmittel verwendet.

Wirkstoffe: Die Bitterstoffe Gentiopicrin und Amarogentin machen den Enzian mit einem Bitterwert von 150.000 zur bittersten Pflanze der europäischen Pflanzenwelt. Beachten Sie hierzu bitte auch Seite 18 mit dem Kasten „Bitterwerte“.

Wirkung: In der Antike behandelten die Griechen Schlangenbisse, Krämpfe, Magen-Darm-Probleme, Leberleiden und Wunden mit diesem großen, uralten Universalheilmittel. Im Mittelalter therapierte man damit eigentlich so gut wie jede Krankheiten. Auch heute gehört die Wurzel wegen ihrer enormen Anwendungsbreite zu den am häufigsten verwendeten Bitterdrogen. Sie kuriert Beschwerden in Magen, Leber, Galle und Verdauung, kurbelt die Blutbildung und die Abwehrkräfte an, wirkt gegen Infektionen, Arthritis, Rheuma, Herz- und Nervenschwäche. Außerdem dämpft die Enziankraft den Hunger, weckt die Lebensgeister, wenn die Kraft mal nachlässt, und hilft, alles zu verdauen, was einem schwer im Magen liegt. Auch im übertragenen Sinn hilft Enzian, schwer verdauliche Eindrücke oder Erfahrungen zu verarbeiten.

Anwendung: Die Enzianwurzel ist in fast allen Kräuterbittern, in jeder Bittertinktur und in vielen Teemischungen für Leber- und Gallenbeschwerden enthalten.

Enziantee: ½ Teelöffel der getrockneten Wurzel in eine Schale geben, diese mit zwei Tassen kaltem(!) Wasser füllen und 8 Stunden stehen lassen. Dann abseihen und die Flüssigkeit leicht erwärmen. Über den Tag verteilt in kleinen Schlucken trinken.

Enzianessenz: 2–3 Esslöffel der getrockneten Wurzel in ein hohes Glas geben, mit 350 Millilitern klarem, 40-prozentigem Schnaps bedecken und verschlossen maximal 4 Wochen ruhen lassen, dann abseihen. Die Essenz muss zum Gebrauch unbedingt verdünnt werden: Man gibt etwa 10 Tropfen in ein Glas Wasser. Ein wunderbares Verdauungselixier, auch zur Stärkung bei Wanderungen, zur Regeneration und fürs allgemeine Wohlbefinden.

GALGANT

Botanischer Name: Alpinia officinarum

Andere Namen: Milder Ingwer, Echter Galgant, Galgantwurzel, Fieberwurzel

Aussehen: Galgant gehört zu den Ingwergewächsen und ist eine mehrjährige Staude mit langen Blättern. Sie wird etwa 100 Zentimeter hoch und hat kleine weiße orchideenähnliche Blüten. Der Wurzelstock bildet mehrere Rhizome, d. h. Wurzelausläufer, die bis zu 1 Meter lang werden können.

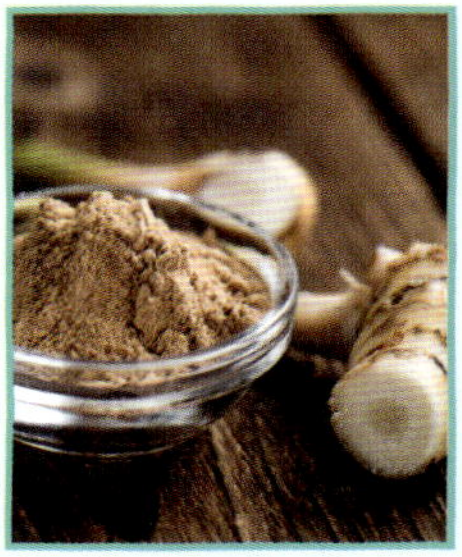

Vorkommen: Galgant stammt aus Südchina. Er gilt im gesamten asiatischen Raum als wertvolle Würz- und Heilpflanze, weswegen er in allen tropischen Regionen Asiens zwischen Indien und Indonesien, Malaysia und Thailand großflächig angebaut wird.

Verwendete Pflanzenteile: In der Phytotherapie und in der Küche verwendet man ausschließlich den Wurzelstock. Er wird erst bei 7 bis 12 Jahre alten Pflanzen ausgegraben, getrocknet und pulverisiert. Hin und wieder verwendet man in der thailändischen Küche die getrockneten und gemahlenen Samen.

Wirkstoffe: Galgant enthält den Scharfstoff Galangol und Flavone, die seinen bitteren Geschmack ausmachen. Außerdem die ätherischen Öle Cineol und Eugenol, Harze und bittere Flavonoide.

Wirkung: Für die arabische, ayurvedische und chinesische Medizin ist Galgant ein uraltes, vielseitiges Heilmittel. In Europa sah das vor allem Hildegard von Bingen ganz ähnlich. Sie empfahl die Wurzel bei Herzschmerzen, Koliken, Fieber, auch bei Brustenge, Schwindel und Schwäche.

Die moderne Pflanzenheilkunde bestätigt die Wirkung der Wurzel bei schlechtem Appetit und im großen Bereich der Magen-Darm-Probleme.

Heilkundige sehen im Galgant aber auch heute noch ein „geistiges" Mittel, zum Beispiel gegen Gedächtnisschwäche und für die Konzentration.

Anwendung: Geistesarbeiter, die sich nach vielen Stunden vor dem Computer schlecht konzentrieren können oder Studenten, die kurz vor dem Examen kaum noch aufnahmefähig für neue Lerninhalte sind, sollten den Tee aus der getrockneten, zerkleinerten Wurzel immer in der Thermoskanne auf dem Schreibtisch stehen haben.

So wird er zubereitet: 3–4 Esslöffel geschnittene Wurzel mit 1 Liter siedendem Wasser überbrühen, 10–15 Minuten ziehen lassen, dann abseihen. Für einen klaren Kopf trinkt man den Tee über den Tag verteilt. Bei Verdauungsbeschwerden dreimal täglich eine Tasse vor dem Essen.

Alternativ kann man sich auch Presstabletten aus der Apotheke besorgen. Nach einem langen Arbeitstag und bei geistiger Erschöpfung einfach eine Tablette im Mund zergehen lassen und die belebende Wirkung abwarten.

In China, Indonesien und Thailand wird Galgant wegen seines scharf-aromatischen Geschmacks sehr vielen Reis-, Curry- und Fleischgerichten als Ersatz für Pfeffer zugesetzt. Man isst die Seitensprosse der Wurzel auch als Gemüse.

Tipp: Wenn Sie vorhaben, einen Kuchen zu backen, probieren Sie Galgant als Gewürz aus! Er macht sich gut in Kekse, in Cupcakes oder in Gewürzkuchen. Sie können auch eine Prise des Pulvers in eine Süßspeise geben oder ein Dessert mit diesem interessanten bitter-scharfen Aroma verfeinern. Experimentieren Sie ruhig ein wenig. Galgant passt auch in die Marmelade oder in den Tee.

HOPFEN

Botanischer Name: Humulus lupulus

Andere Namen: Bierhopfen, Hoppen, Hupfen

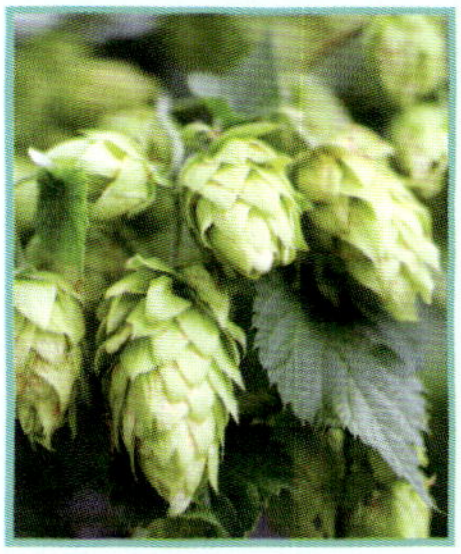

Aussehen: Der Hopfen ist ein Klettergewächs aus der Familie der Hanfpflanzen und kann bis zu 12 Meter lang werden. Die großen zapfenförmigen Blütenstände blühen ab Juli.

Vorkommen: Es gibt in Mitteleuropa noch wild wachsenden Hopfen. In Auenwäldern und an Flussufern klettert er in Gebüschen und an Bäumen hoch. Zu Heilzwecken werden allerdings nur Kulturpflanzen verwendet. Hopfen wird seit dem 9. Jahrhundert bei uns angebaut. Die größten Anbaugebiete liegen in Bayern, Tschechien und Russland.

Verwendete Pflanzenteile: Die Blütenzapfen. Aus den Drüsenhaaren gewinnt man das Hopfenmehl, die Zapfen werden getrocknet und zerkleinert.

Wirkstoffe: Die beiden Bitterstoffe Humulon und Lupulon, ätherische Öle, Harze und Gerbstoffe, außerdem Östrogene.

Wirkung: Hopfen ist eines der bekanntesten Mittel zum besseren Einschlafen. Wenn sich nach einem arbeitsreichen Tag abends im Bett das Gedankenkarusell immer weiter dreht, kann Hopfen die erlösende Ruhe bringen, indem er Spannungen und innere Unruhe abbaut. Seine beruhigenden, schlaffördernden und nervenstärkenden Eigenschaften sind wissenschaftlich nachgewiesen. Dass Hopfen den Parasympathikus aktiviert und für lustige Stimmung sorgt, ist in bierfröhlichen Wirtshausrunden zu beobachten. Hopfen steht für Loslassen, für Feierabend!

Da er wie alle Bitterpflanzen auch die Sekretion der Verdauungssäfte anregt und gleichzeitig die Nerven stärkt, ist er zudem ein bewährtes Mittel bei nervösen Verdauungsstörungen. Er gilt außerdem als appetitanregend, kann Gicht- und Rheumaschmerzen lindern. Die jungen dünnen Hopfentriebe, heißt es, solle man im Frühjahr als Gemüse essen, um Leber und Galle in Schwung zu bringen.

Wegen seiner harntreibenden Wirkung wurde Hopfen lange Zeit gegen Blasen- und Nierenprobleme eingesetzt. In der modernen Pflanzenheilkunde konzentriert man sich in erster Linie auf die schlaffördernden und sedierenden Eigenschaften.

Anwendung: Sehr viele Schlaftees, Tinkturen und Fertigarzneien zum besseren Einschlafen enthalten Hopfen.

Hier ein bewährter Einschlaftrunk: 1 Teelöffel Hopfenkraut pro Tasse mit kochendem Wasser übergießen und bis zu 10 Minuten ziehen lassen, dann abseihen. Vor dem Schlafengehen trinken und den Bittergeschmack ungesüßt genießen.

Auch dieses Vollbad ist ein angenehmes Schlafmittel: 2 Handvoll Hopfenblüten in das warme Badewasser geben und etwa eine Viertelstunde darin baden, anschließend sofort ins Bett gehen.

Ähnliche Wirkung hat das Hopfenkissen: Nach zweijähriger Lagerung entwickeln Hopfenzapfen stark beruhigend wirkende Inhaltsstoffe. Ins Kopfkissen gepackt und ins Bett gelegt, helfen sie gegen Unruhe und schlechten Schlaf.

Hopfen, Bier, Liebe und Triebe

In Hopfenanbaugebieten macht man sich gerne über den gegensätzlichen Effekt des Hopfens auf Mann und Frau lustig. Es heißt, dass die Frauen bei der Hopfenernte, durch die östrogene Wirkung des Hopfens aufgeputscht, in die umliegenden Dörfer ausströmen, um sich zu amüsieren. Die männlichen Hopfenpflücker hingegen werden müder und müder und sind am Abend zu nichts mehr zu gebrauchen.
Dass Hopfen den Geschlechtstrieb mindert und einschläfernd wirkt, hat jeder Mann schon erfahren, der ein Bierchen über den Durst getrunken hat. Auch die Wirte einschlägiger Bierlokale können ein Lied davon singen, wenn sie zum Zapfenstreich ihr Wirtshaus schließen müssen.
Früher hat man mit dem gehopften Bier den Mönchen den Zölibat erleichtert. Von der Wirkung des Hopfensafts auf die Nonnen ist geschichtlich allerdings nichts überliefert …

INGWER

Botanischer Name: Zingiber officinale

Andere Namen: Ginger, afrikanischer Ginger

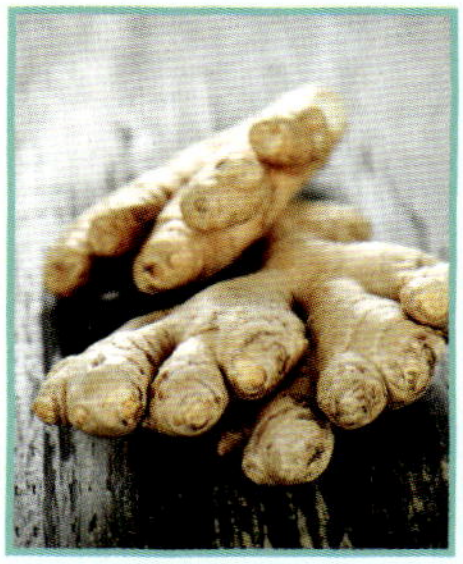

Aussehen: Die Ingwerstaude hat einen ausladenden, sich weit verzweigenden Wurzelstock (Rhizom), aus dem über der Erde schilfähnliche Stängel etwa 60 Zentimeter hoch herauswachsen. Der Blütenstiel entspringt direkt der Wurzel und endet in einer Ähre mit weißer oder gelblicher Blüte.

Vorkommen: Ursprünglich stammt der Ingwer aus Südostasien. Er wird in vielen tropischen Regionen in fast allen Erdteilen kultiviert.

Verwendete Pflanzenteile: Nur der Wurzelstock. Man benutzt ihn entweder frisch als Gewürz und Heilmittel oder getrocknet und pulverisiert oder in Form von Tropfen in alkoholischen Tinkturen.

Wirkstoffe: Ätherische Öle wie Borneol und Citral, die Scharfstoffe Gingerol und Shogaol, außerdem Harze und Zingiberen.

Wirkung: Ingwer ist als eine der besonders vielseitigen Wurzeln bei uns sehr beliebt als Küchengewürz und in der Heilkunde. Im Winter und in Erkältungszeiten regt die Wurzel den Kreislauf an, fördert die Durchblutung und wärmt den Körper von innen heraus. Ingwer aktiviert auch die Verdauungsorgane bei Blähungen, Verstopfung und Koliken. Sehr bekannt ist auch die antiemetische, d. h. Brechreiz lindernde Wirkung. Das nutzt die Erfahrungsheilkunde vor allem bei Reisekrankheit und Seekrankheit, aber auch bei Schwangerschaftsübelkeit.

Anwendung: Aus dem rohen frischen Ingwer bereitet man Tees und Heilextrakte zu. Hier einige Beispiele:

Ingwertee gegen Darmbeschwerden: Von der rohen Knolle 2–3 Zentimeter abtrennen, schälen und in kleine Stücke schneiden oder reiben. In eine Teekanne geben und den Ingwer mit kochendem Wasser überbrühen. Nach 10 Minuten abseihen, den Tee in eine Thermoskanne umfüllen und 10–20 Minuten vor den Mahlzeiten jeweils eine Tasse trinken.

Gurgellösung gegen Halsweh: Besser als Chemie, wenn bei einer beginnenden Erkältung der Hals kratzt: Mit der Knoblauchpresse ein etwa 2 Zentimeter langes Stück Ingwer auspressen, den Saft in ein Glas geben, mit etwas lauwarmem Wasser verdünnen und damit gurgeln.

Bei Reiseübelkeit: Schon vor Antritt der Reise ½ Gramm Ingwerpulver mit etwas Flüssigkeit einnehmen. Nehmen Sie das Pulver unbedingt mit auf die Reise. Sie können es unterwegs im Abstand von 4 Stunden mit einem Schluck aus der Wasserflasche einnehmen.

In der Küche: Ingwer ist bei uns ein beliebtes Gewürz, das deftigen Saucen, Gemüse, Suppen, Linsen und sogar dem morgendlichen Haferbrei ein fein-zitroniges Aroma verleiht und jede Speise leichter verdaulich macht. Der Ingwer wird ähnlich wie Knoblauch in möglichst kleine Stückchen geschnitten. Wer sich die Arbeit des Zerkleinerns sparen möchte oder keine frische Knolle zur Hand hat, kann stattdessen ein paar Tropfen einer Ingwertinktur verwenden.

KALMUS

Botanischer Name: Acorus calamus

Andere Namen: Ackerwurz, deutscher Ingwer, Echter Kalmus, Gewürzkalmus, Chalmis, Magenwurz

Aussehen: Die Sumpfpflanze aus der Familie der Aronstabgewächse wird bis zu 1 Meter hoch. Aus dem dreikantigen Stängel wachsen schwertförmige Blätter, im Juni und Juli sind die kegelförmigen Blütenkolben zu sehen.

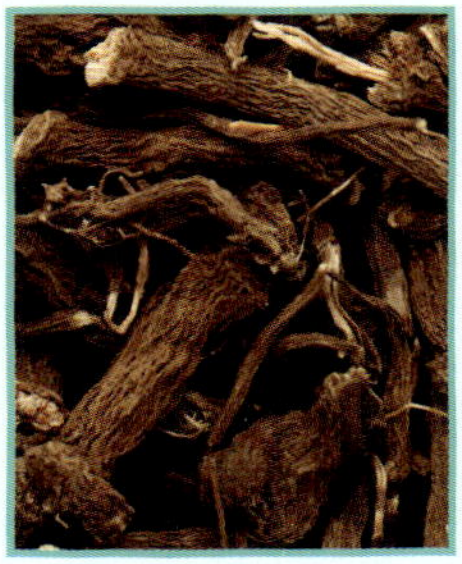

Vorkommen: Kalmus wächst in Mitteleuropa, Nordamerika, Asien und Sibirien wild, er wird nicht kultiviert. Er gedeiht in Mooren, an sumpfigen Seeufern und am Rand langsam fließender Gewässer.

Verwendete Pflanzenteile: Vom Kalmus verwendet man nur den etwa 20 Zentimeter langen, etwa fingerdicken Wurzelstock, der zerschnitten und getrocknet wird.

Wirkstoffe: Kalmus gehört zu den aromatischen Bittermitteln. Er enthält Akorin, Sesquiterpene und andere Bitterstoffe, außerdem verschiedene ätherische Öle wie Kalmusöl und Kalmusgerbsäure, Stärke, Harz, Schleim und Vitamin C.

Wirkung: Das aromatische Bittermittel hilft bei Appetitmangel, Magen-, Darm- und Gallenblasenproblemen, außerdem bei Reizmagen, rheumatischen Erkrankungen, Schleimhaut- sowie Hautkrankheiten und bei körperlicher Schwäche. In der ayurvedischen Medizin dient das Mittel zur Verbesserung der geistigen Fähigkeiten. Man sagt, Kalmus rege auch den sexuellen Appetit an.

Anwendung: Kalmus wird vielen Magenbittern zugesetzt, man verwendet ihn auch äußerlich als Abkochung, um einen Verband anzulegen oder bereitet ihn als Salbe zu. Wegen seiner antiseptischen Wirkung nahm man früher ein Stück Kalmuswurzel in den Mund, wenn man mit Menschen mit ansteckenden Krankheiten zu tun hatte.

Kalmustee beim Reizdarmsyndrom: 1 Esslöffel klein geschnittene Wurzel in einem Topf mit 1/4 Liter kaltem Wasser 2 Stunden lang ziehen lassen (Kaltauszug). Dann kurz aufkochen lassen, sofort von der Herdplatte nehmen und abseihen. Zweimal täglich eine Tasse von diesem warmen Tee trinken.

Als Stärkungsmittel: Kalmus gilt als Energielieferant. Wenn die Kräfte ausgehen, kann man ein Stück der Wurzel kauen, und die Müdigkeit verfliegt. Und wer von den Zigaretten loskommen möchte, kann auch diese Methode ausprobieren: Wenn das Verlangen auftaucht, immer wieder ein Stück Kalmuswurzel kauen.

Als Küchengewürz wird Kalmus ähnlich wie die Muskatnuss verwendet. Der bitter-süße, würzige Geschmack passt gut zu Gemüse, Getreide und Kartoffelspeisen. Unter Zugabe von Honig kann man aus der geschnittenen Wurzel interessante Desserts zaubern.

KARDAMOM

Botanischer Name: Elettaria cardamomum

Andere Namen: Malabar-Kardamomen, Ceylon-Kardamomen

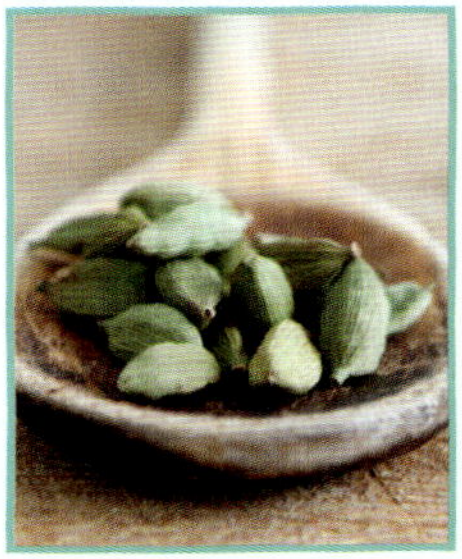

Aussehen: Die Kardamompflanze ist eine Staude und gehört zu den Ingwergewächsen. Die bis zu 3 Meter hohen Stängel sind unten durch ineinandergreifende Blätter zusammengesetzt. Die Samen befinden sich in einer eiförmigen Fruchtkapsel mit drei Fächern.

Vorkommen: Kardamom wird in tropischen Regionen angebaut, vorwiegend in Indien, Indonesien, Malaysia und Südamerika. In Indien gilt er als sehr kostbar. Man nennt ihn „König der Gewürze".

Verwendete Pflanzenteile: Nur die Samenkapseln und das daraus gewonnene ätherische Öl

Wirkstoffe: Terpinylacetat, Cineol, Borneol und Saponine. Das ätherische Öl wirkt antibakteriell und antimykotisch. Den Kapseln wird sogar eine virustatische und krebshemmende Wirkung zugeschrieben.

Wirkung: Kardamom wird in der modernen Naturheilkunde bei Verdauungsbeschwerden und zur Aktivierung der Magen- und Gallensäfte eingesetzt.

Anwendung: Zu Kardamomtropfen greift man, um Magen, Galle und Darm zu aktivieren: Mehrmals am Tag 30–40 Tropfen des ätherischen Öls in wenig Wasser einnehmen.

Für frischen Atem: Bei Bedarf ein, zwei ganze Kapseln in den Mund nehmen und kauen. Damit kommt auch der Kreislauf in Schwung.

Als Gewürz: Im Orient und in Indien gibt man Kardamomkapseln traditionell in den Kaffee und in den Tee, um ihn bekömmlicher zu machen und den Geschmack zu verfeinern. Diese Sitte hat sich inzwischen bis nach Europa verbreitet. Kaffeegenießer geben vor dem Aufbrühen eine Prise Kardamompulver in den Kaffee oder verwenden fertig gemischtes Arabisches Kaffeegewürz, das neben Kardamom meistens Ceylon-Zimt, Cassia-Zimt, Ingwer, Piment, Nelken, Vanillepulver und Macisblüte enthält.
Mit einer ähnlichen Mischung verleiht man dem Teig von Weihnachtsgebäck Geschmack.

KURKUMA

Botanischer Name: Curcuma longa

Andere Namen: Gelbwurzel, Javanischer Gelbwurz. In den Schriften des Ayurveda heißt die Wurzel *haldi*.

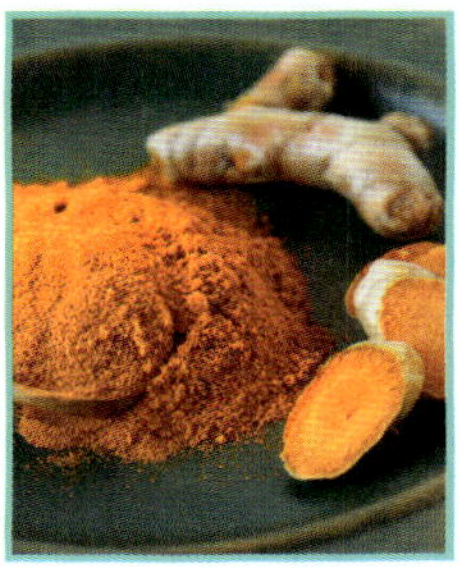

Aussehen: Kurkuma gehört zur Familie der Ingwergewächse. Die Pflanze selbst wird bis zu 100 Zentimeter groß und hat spiralig angeordnete Blätter. Die bis zu 20 Zentimeter langen Blütenstängel entwickeln gelblich-weiße Blüten, die zapfenartig angeordnet sind. Die Kurkumawurzel ähnelt mit ihren knollig-dicken Ausläufern der Ingwerwurzel, ist aber deutlich zierlicher.

Vorkommen: Kurkuma stammt ursprünglich aus Indien, wird aber heute in vielen tropischen und subtropischen Ländern angebaut.

Verwendete Pflanzenteile: Nur der Wurzelstock

Wirkstoffe: Die Wurzel enthält Bitterstoffe, ätherische Öle und immunologisch wirksame Stoffe. Die für die charakteristische gelbe Farbe verantwortliche Substanz Kurkumin wird in der modernen Ernährungswissenschaft als hochwirksames Antioxidans gepriesen, das die Zellen vor den Angriffen freier Radikale schützt.

Wirkung: In der ayurvedischen Heilkunde dient Kurkuma seit 4000 Jahren als Gewürz und als Heilpflanze, die das Immunsystem aufbaut und gegen Bakterien wirkt. Die Traditionelle Chinesische Medizin spricht der Wurzel eine stark reinigende Kraft zu. Auch bei uns schätzen naturheilkundlich erfahrene Ärzte und Ernährungswissenschaftler die Kraft von Kurkuma. Seit Langem ist zum Beispiel die Wirkung auf die Gallenblase klinisch belegt. Daher wird die Wurzel unter anderem gegen Verdauungsbeschwerden wie Blähungen und Völlegefühl empfohlen, die mit einer ungenügenden Produktion von Gallensaft zusammenhängen. Neue Erkenntnisse belegen auch den Cholesterin senkenden und stark antioxidativen Effekt der Knolle. Konkret heißt das, dass sie die gefährlichen Entzündungsprozesse im Körper bremsen kann, die man heute für Zivilisationskrankheiten wie Arteriosklerose und Herz-Kreislauf-Erkrankungen verantwortlich macht. Kurkuma soll sogar dem Entstehen bösartiger Tumore entgegenwirken und der Entwicklung von Demenz vorbeugen können. Letzteres ist besonders erstaunlich, weil man bis heute noch kein wirksames Mittel gegen die Entstehung von Demenz gefunden hat.

Anwendung: *Bei Gallenbeschwerden:* mehrmals täglich bis zu ½ Gramm Kurkumapulver in etwas Flüssigkeit einrühren und den Brei löffeln oder trinken.

In der Küche: In Indien und Thailand wird Kurkuma traditionell vielen Gerichten beigemischt. Wegen ihrer kräftigen Farbe ist sie in vielen Currymischungen enthalten. Auch in der europäischen Küche schätzt man die gesunde Wurzel mehr und mehr, vor allem wegen ihrer starken Zellschutzwirkung. Als Pulver aus dem Gewürzregal oder als frische, zerkleinerte Wurzel aus dem Gemüseladen passt Kurkuma in fast alle Gemüse- und Reisgerichte, in Suppen und Soßen, zu Fleisch und Fisch. Als täglich im Essen genossenes Gewürz stärkt sie das Immunsystem und schenkt aufbauende Energie.

Für einen starken Start in den Tag: Auf eine Scheibe Dinkelbrot einige Tropfen gutes kaltgepresstes Olivenöl träufeln, ½ Teelöffel Kurkumapulver darauf verreiben und schwarzen Pfeffer darübermahlen. Fertig ist ein Energiespender, der satt und glücklich macht.

Als Naturfarbe: Kurkuma ist eines der ältesten Färbemittel. Noch heute wird den Neugeborenen in Indien nach der Geburt ein gelber Punkt auf die Stirn gemalt, das soll Glück bringen. Im Orient, in Indien und in Tibet hat man mit der goldgelben Farbe die Gewänder der Mönche gefärbt, in Europa entdeckt man die Substanz zurzeit wieder als Naturfärbemittel.

Modegetränk Kurkuma Latte

Latte macchiato war gestern, das neue Getränk der Gesundheitsbewussten heißt Kurkuma Latte. Kickt den Stoffwechsel gesünder als Koffein und enthält jede Menge gesunde Antioxidantien. Der Farbstoff Kurkumin regt den Zellschutz an.

Probieren Sie es selbst: Geben Sie in eine Tasse Kuhmilch, Reismilch, Mandelmilch oder Reis-Kokosmilch 1–2 Teelöffel Kurkumapulver, eine Prise Ceylon-Zimt, dazu etwa 1 Zentimeter frisch geriebenen Ingwer, eine Prise frisch gemahlenen schwarzen Pfeffer und eventuell ½ Teelöffel Honig oder Ahornsirup. Erwärmen Sie das Getränk und nehmen Sie es von der Herdplatte, bevor es aufkocht. Der schwarze Pfeffer sollte übrigens unbedingt dazukommen, weil er die Wirkung der Kurkuma verstärkt.

Einige Firmen bieten bereits Fertigmixturen für das It-Getränk an, die man dann mit Vanille, Süßholz oder Kakao anreichert.

LÖWENZAHN

Botanischer Name: Taraxacum officinale

Andere Namen: Kuhblume, Pusteblume, Milchblume, Pfaffendistel, Wiesenlattich, Bettsäächer

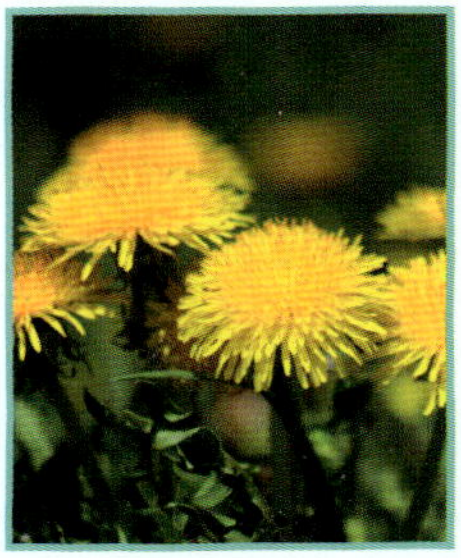

Aussehen: Löwenzahn ist ein Korbblütler mit dickem Wurzelstock, der, ebenso wie der Blütenstängel, einen weißlichen Saft enthält. Die gelben Blütenköpfe sind rosettenartig angeordnet, die weißen Flugsamen werden vom Wind weit weg gepustet.

Vorkommen: Löwenzahn liebt stickstoffreiche Böden und wächst weltweit in der Nähe menschlicher Lebensräume – auf Wiesen, Feldern und Schuttplätzen, an Wegrändern und in Gärten, bis hoch an die Baumgrenze. Dort gibt es auch die verwandten Arten Leontodon erectus und alpinus.

Verwendete Pflanzenteile: Man kann alle Teile der Pflanze verwenden, von der Wurzel bis zur Blüte, sie ist gänzlich ungiftig.

Wirkstoffe: Bitterstoff Taraxacin und andere Bitterstoffe, Saponine, Flavonoide, Gerbstoffe, Kalium, Enzyme, Inulin, ätherische Öle, im Frühjahr reich an Vitamin C

Wirkung: Löwenzahn ist eine der vielseitigsten und anpassungsfähigsten Heilpflanzen unserer Erde. Für Pflanzenforscher, die sich mit den geistigen Wirkkräften von Pflanzen auseinandersetzen, symbolisiert der Löwenzahn starke Vitalität und Flexibilität. Er bringt Blockiertes wieder zum Fließen. Aus diesem Grund wird eine homöopathische Löwenzahnzubereitung unter anderem auch gegen Stauungen in Leber und

Galle eingesetzt, weil er die damit verbundenen geistigen Blockaden auflösen kann, die sich oftmals als Wut und Hass manifestieren. Auch körperlich bringt die frische Kraft des Löwenzahns die Lebenssäfte in Fluss und damit auch den Stoffwechsel auf Trab. Wegen seiner anregenden, erneuernden Wirkung fehlt Löwenzahn heute in keinem Diätplan und in keiner Frühjahrskur. Fastenexperten empfehlen ihn, weil er das Bindegewebe strafft und tonisiert, harntreibend wirkt und hilft, Toxine auszuschwemmen. In der Volksmedizin benutzt man die Pflanze zur allgemeinen Kräftigung, gegen Rheuma, Gicht, Arthrose, bei Hautproblemen und zur Lösung von Krämpfen und – wie gesagt –, um Blockaden in Leber und Gallenblase zu beseitigen.

Wegen seiner adstringierenden Wirkung wurde der weißliche Saft aus dem hohlen Stängel früher auf Furunkel und Karbunkel aufgetragen.

Heute wird Löwenzahn vielen Blutreinigungstees zugesetzt. Außerdem gibt es ihn auch als Presssaft, Tinktur und als homöopathisches Arzneimittel.

Anwendung: *Für die Frühjahrskur:* 1–2 gehäufte Löffel geschnittene Löwenzahnblätter und -wurzeln in einen Topf mit ¼ Liter Wasser aufkochen, 20 Minuten ziehen lassen, abseihen und als belebende Frühjahrskur etwa 6–8 Wochen lang dreimal täglich eine Tasse vor den Mahlzeiten trinken.

Keine Zeit zum Kräutersammeln? Besorgen Sie sich in der Apotheke einen Löwenzahnfrischsaft und nehmen Sie davon konsequent 2–4 Wochen lang täglich 1 Esslöffel vor dem Essen zu sich.

In der Küche: Sammeln Sie die frischen grünen Blätter im Frühjahr für einen gesunden Salat, den Sie am besten mit Omega-3-Fettsäurehaltigem Leinöl und etwas Zitrone anrichten. Die rohen Blüten schmecken süßlich und sind ein hübscher Farbtupfer im Salat oder auf Reisgerichten.

Löwenzahn schmeckt übrigens auch gekocht. Man bereitet die gesamte Pflanze, also auch die Pfahlwurzel, wie jedes andere Gemüse zu und kann sie auch anderen Gemüsearten beimischen.

MARIENDISTEL

Botanischer Name: Silybum marianum, Carduus marianus

Andere Namen: Marienkörner, Magendistel, Fieberdistel, Frauendistel, Stechkörner

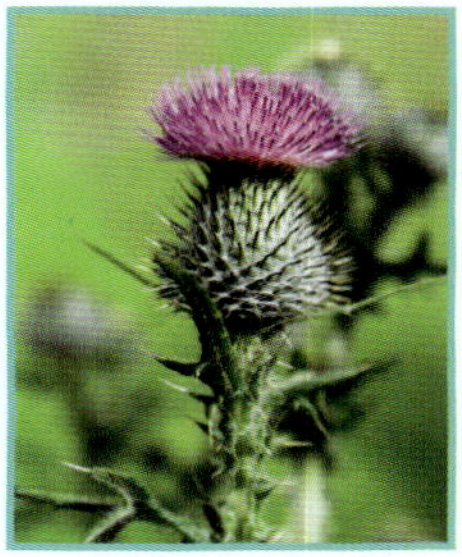

Aussehen: Mit ihren kugeligen pink-violetten Blüten eine der schönsten und größten Disteln. Die wertvolle Bitterpflanze gehört zur Korbblütlerfamilie und wird etwa 1 ½ Meter hoch, ihre Blätter enden in spitzen Dornen. Die Früchte haben eine harte schwarz glänzende Schale.

Vorkommen: Im Mittelmeerraum und in Mitteleuropa, im Orient und in Südaustralien. An sonnigen, trockenen Orten wächst die Mariendistel bei uns auch wild. In Gärten wird sie als Zierpflanze eingesetzt, weltweit in Kulturen angebaut.

Verwendete Pflanzenteile: Hildegard von Bingen hat das ganze Kraut verwendet und aus den sehr bitteren Distelköpfen Saft gewonnen. Heute benutzt man zu Heilzwecken nur die reifen Früchte mitsamt der Schale.

Wirkstoffe: Silymarin, Bitterstoffe, Harze und ätherische Öle, die reich an ungesättigten Fettsäuren sind.

Wirkung: Die Früchte und Fruchtschalen der Mariendistel sind gut untersucht und von der modernen Phytotherapie offiziell als Leberheilmittel anerkannt. Die Wirksubstanz Silymarin entgiftet die Leber und fördert ihre Regeneration nachhaltig, indem sie zur Neubildung von Leberzellen anregt. Aus diesem Grund verordnen Naturärzte und Heilpraktiker den Mariendistel-Wirkstoff in erster Linie zur Vorbeugung und Behandlung von Leberschäden durch alkoholische und nichtalkoholische Fettleber, bei Leberzirrhose, Hepatitis und gegen Gallenkoliken. Bitte beachten Sie dazu auch Seite 61ff. in Kapitel 4.

Für Kräuterkundige ist die Mariendistel aber weit mehr als nur ein Lebermittel. Die stark reinigende, austreibende Kraft der Samen wird in der Erfahrungsheilkunde auch gegen Krämpfe, für stärkere Abwehrkräfte und zur Entgiftung des gesamten Organismus – also nicht nur der Leber – eingesetzt. Da sich Menschen, deren Leber nicht mehr gut entgiftet, häufig auch im psychischen Bereich schlecht gegen schädigende Einflüsse zur Wehr setzen können, sollten sie Silymarin als Urtinktur verwenden, um sich besser abzugrenzen.

Anwendung: Die Mariendistel wird in vielen Zubereitungen angeboten.

Als Verdauungstee: 1 gehäuften Teelöffel in einen Topf geben und mit ¼ Liter siedendem Wasser überbrühen. Einmal kurz aufkochen, 15 Minuten ziehen lassen und den Tee dreimal täglich 30 Minuten vor den Mahlzeiten schluckweise und möglichst warm trinken.

Als Fertigarznei: Da die Teezubereitung zu wenig Silymarin enthält, empfehlen Heilpraktiker und Ganzheitsmediziner zur Leberregeneration Tabletten mit Mariendistelsamen-Extrakt. Die Präparate sind rezeptfrei in der Apotheke erhältlich. Dosierung und Dauer einer Leberkur sollten Sie mit einem Arzt oder Apotheker absprechen.

Als Urtinktur: Diese Zubereitung soll Menschen helfen, die schlecht Nein sagen können. Man nimmt ein- bis zweimal am Tag 3 Tropfen in wenig Wasser aufgelöst zu sich.

In der Nahrung: Für einen gesunden Bitter-Input im Salat können Sie Hildegard von Bingens Rezept abwandeln: Ernten Sie im Frühling die jungen, noch geschlossenen Distelknospen, kochen Sie diese kurz aus und geben Sie sie in den Salat. Sie ähneln geschmacklich übrigens den Artischocken, die aus derselben Pflanzenfamilie stammen.

Tipp: Machen Sie Leber und Galle eine Freude und kochen Sie in fetten Fleischsoßen oder deftigen Eintöpfen einfach eine große Prise gemahlene Mariendistelsamen mit.

POMERANZE

Botanischer Name: Citrus aurantium

Andere Namen: Bitterorange, die Blüte heißt Neroli

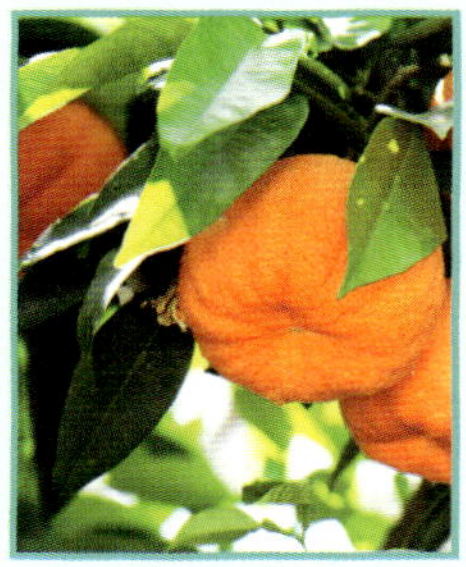

Aussehen: Der flachwurzelige Baum aus der Familie der Rautengewächse kann bis zu 12 Meter hoch werden. Aus den weißen, blumig-frisch duftenden Blüten entwickeln sich die den Süßorangen ähnelnden Pomeranzen.

Vorkommen: Die Pomeranze wächst in Italien, Marokko, Tunesien, Algerien, Ägypten und in Frankreich.

Verwendete Pflanzenteile: Die Schalen der Pomeranzen und die Neroliblüten

Wirkstoffe: Als Bitterstoffe Limonoide, außerdem Flavonoide, ätherische Öle und Gerbstoffe

Wirkung: Die Schale der Pomeranze gilt wegen ihrer Bitterstoffe als appetitanregend. Wie alle Amara regt die Pomeranze die an der Verdauung beteiligten Drüsen zur Sekretion an. Außerdem wirken Pomeranzenschalen gegen nervöse Beschwerden wie Unruhe, Gereiztheit oder Einschlafschwierigkeiten.

Anwendung: Pomeranzenschalen werden wegen ihrer aromatischen Bitterstoffe vielen Bittertees zugesetzt, es gibt sie auch als Einzeltinktur und als Teil vieler Bittertinkturen.

Schlaf- und Nerventee: Je 20 g Baldrianwurzel und Melissenblätter, 10 g Passionsblumenkraut, 15 g Pfefferminzblätter und 10 g Pomeranzenschalen mischen. 1 Esslöffel mit einer großen Tasse siedendem Wasser überbrühen und zugedeckt etwa 10 Minuten ziehen lassen. ½ Stunde vor dem Zubettgehen in kleinen Schlucken trinken.

Die ätherische Neroli-Essenz gilt als stimmungsaufhellend und wirkt antidepressiv. Die Essenz dient auch als „Schocköl“, da sie die Verarbeitung schwieriger emotionaler Erfahrungen erleichtern soll. Auch sie hat einen stark beruhigenden Effekt und hilft beim Einschlafen.

SCHAFGARBE

Botanischer Name: Achillea millefolium

Der botanische Name geht auf den griechischen Helden Achilleus zurück, der nach der Sage die eiternde Wunde von Telephos, des Königs der Myser, mit Schafgarbe geheilt haben soll.

Andere Namen: Bauchwehkraut, Blutstillkraut, Schnittkraut, Wundkraut, Beilhiebkraut, Gänsezungenkraut, Garbenkraut, Gotteshand, Jungfrauenkraut

Aussehen: Das Korbblütlergewächs wird etwa 1 ½ Meter hoch, hat weiß bis zartrosa leuchtende Blüten und sehr differenziert gefiederte Blätter. Die Schafgarbe verströmt einen milden, blütigkrautigen Duft, die Blätter schmecken zart aromatisch und bitter.

Vorkommen: Schafgarbe wächst in ganz Europa und Nordamerika an Waldrändern, Böschungen, Feldrainen, auf sonnigen, trockenen Wiesen und Weiden, in Weinbergen und auf Ödland.

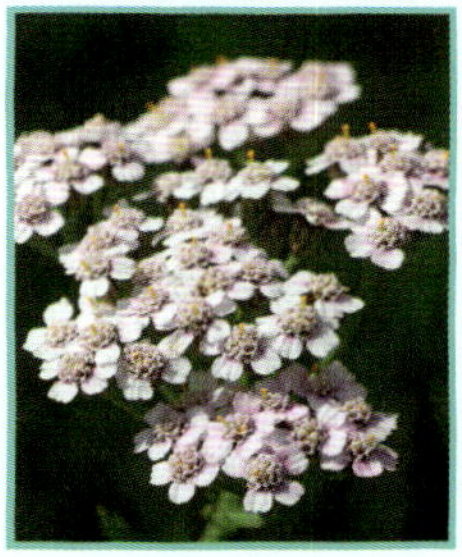

Verwendete Pflanzenteile: Das gesamte Kraut, vor allem aber die Blüten

Wirkstoffe: Schafgarbe besitzt einen hohen Gehalt an ätherischen Ölen wie Kampfer und Cineol, Bitterstoffe wie Achimillsäureester, außerdem Flavonoide, Cumarine, Phenolcarbonsäuren, das Mineral Kalium und verschiedene Gerbstoffe.

Wirkung: Wo auch immer Blut fließt und es gilt, Wunden zu heilen, ist Schafgarbe die Pflanze der Wahl. Sie war das Heilmittel der Krieger, die ihre Wunden damit behandelten. Gleichzeitig gilt sie wegen ihrer blutstillenden Wirkung seit Jahrhunderten auch als Frauenpflanze, die gegen starke Monatsblutungen, Unterleibskrämpfe und Ausfluss eingesetzt wird. In der Volksmedizin ist Schafgarbe nach wie vor ein Wundheilmittel bei inneren und äußeren Verletzungen, aber auch bei Blasen- und Nierenproblemen. Die moderne Phytotherapie hingegen erkennt die Schafgarbe als entzündungshemmend, krampflösend bei Magen-, Darm- und Gallenstörungen und als Stimulans der Gallensekretion an.

Die Urtinktur und das ätherische Öl aus Schafgarbe mildern die Folgen von psychischer Überreizung, außerdem gelten sie als antibakteriell und antimykotisch.

Anwendung: *Tee zur Beruhigung von nervösen Magen- und Darmbeschwerden:* 2 Teelöffel Schafgarbenkraut mit ¼ Liter kochendem Wasser übergießen und zugedeckt eine Viertelstunde ziehen lassen, dann abseihen und vor dem Essen oder zwischendurch auf möglichst leeren Magen trinken.

Diesen Tee können Sie auch zur Wundbehandlung verwenden, zum Beispiel zur Reinigung offener Wunden und als feuchten Wundumschlag. Auch verletzte Tiere können Sie damit behandeln.

Sitzbad bei Unterleibsschmerzen: Getreu dem alten Sprichwort „Schafgarb im Leib tut wohl jedem Weib" kann dieses Sitzbad Menstruationskrämpfe lindern: 2 Handvoll Schafgarbenkraut in einem großen Topf mit 2 Litern kochendem Wasser übergießen und 20 Minuten bei geschlossenem Deckel ziehen lassen. Dann abseihen und das abgekühlte Konzentrat in die Sitzwanne geben.

Schafgarbenwasser: Statt im Sommer kaltes Wasser mit Zitrone zu aromatisieren, versuchen Sie es einmal mit Schafgarbe: Einfach ein paar Blütenköpfe in einen Wasserkrug legen und ein paar Stunden ziehen lassen. Sieht hübsch aus und ergibt ein gesundes Erfrischungsgetränk.

Ätherisches Öl (Schafgarbenessenz): Die Essenz aus Schafgarbenblüten wird wegen ihres heilenden, entzündungshemmenden Wirkstoffs Azulen auch in der Naturkosmetik eingesetzt, vor allem bei entzündeter, unreiner Haut und Akne sowie bei schwachem Bindegewebe.

Gesichtsdampfbad: Geben Sie 10 Tropfen ätherisches Öl in eine Schüssel mit heißem Wasser. Legen Sie sich ein Handtuch über den Kopf und halten Sie Ihr Gesicht über den aufsteigenden Dampf. Wenn das Wasser abgekühlt ist, tränken Sie ein Baumwolltuch mit dem Wasser und legen es auf Ihr Gesicht wie eine Feuchtigkeitsmaske.

Bei offenen Wunden und Verletzungen benutzt man Schafgarbenessenz auch in Kompressen und Heilerdeauflagen.

Bei Menstruationsbeschwerden bringt neben dem Sitzbad auch dieses Rezept Linderung: Mischen Sie 5 Tropfen Schafgarben-Essenz und 4 Tropfen Muskatellersalbei-Essenz mit 50 Millilitern Johanniskrautöl und massieren Sie damit sanft Ihren Unterleib und am Rücken die Gegend um das Kreuzbein.

In der Küche: Das herb-aromatische Kraut ist eine wunderbare Würze für frische Salate, Kräuterquark und Brotaufstriche, aber auch für Suppen, Eintöpfe und fette Speisen.

Da die Schafgarbe zu den ersten Frühlingsblühern zählt, sollte man ihre regenerierende Kraft nach einem langen Winter nutzen. An geschützten Stellen findet man frische junge Schafgarbenpflanzen sogar schon im Februar.

Hier ein Rezept für Wildkräuterquark: 1 Handvoll frisch gepflückte Schafgarbenblätter und einige Blättchen Löwenzahn klein hacken. Nur sehr verschmutzte Teile waschen. 500 Gramm Magerquark mit 2 Teelöffeln Leinöl und einem Achtelliter Schlagsahne zu einer glatten Creme aufschlagen. Die Kräuter unterrühren und mit etwas Fleur de Sel würzen. Schmeckt am besten zusammen mit Pellkartoffeln und etwas Butter.

TAUSENDGÜLDENKRAUT

Botanischer Name: Centaurium erythrea

Der Name verweist auf den heilkundigen Zentauren Chiron. Das Doppelwesen aus Pferd und Mensch soll bei sich eine eiternde, weil mit dem Blut der Hydra vergiftete Wunde geheilt haben.

Andere Namen: Bitterkraut, Fieberkraut, Laurinkraut, Gottesgnadenkraut, Sanktorikraut, Centorelle, Echtes Magenkraut, Gallkraut

Aussehen: Die zur Enzianfamilie gehörende Pflanze hat einen sich nach oben verästelnden Stängel und wächst etwa ½ Meter hoch. Im oberen Pflanzenteil sitzen zartrosarote Blüten in Trugdolden. Im Fruchtknoten entwickeln sich kleine braune Samen.

Vorkommen: Tausendgüldenkraut wächst, bis auf den Norden, in ganz Europa wild. Man findet es in lichten Wäldern, auf Wiesen, an Wegrändern, in Gebüschen und auf Kahlschlägen. In Deutschland gehört es zu den geschützten Pflanzen, es darf also nicht gepflückt werden.

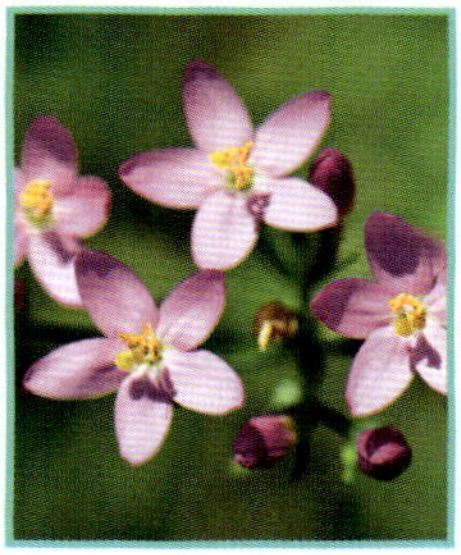

Verwendete Pflanzenteile: Bis auf die Wurzel alle Sprossteile der Pflanze. Die meisten Bitterstoffe sind in den Blüten enthalten.

Wirkstoffe: Die Bitterstoffe Amarogentin, Gentiopicrin, Centapicrin, Desacetylcentapicrin und Erythrocentaurin, außerdem Flavonoide, Sterole, Valeriansäure, Harz und ätherisches Öl

Wirkung: Symbolisch steht der Zentaur für die Zerrissenheit des Menschen, der zwischen seinen körperlichen Urinstinkten und der geistigen Sehnsucht nach höheren Werten hin- und herschwingt. Tausendgüldenkraut, dieses sehr alte und sehr vielschichtige Heilmittel, wurde von allen großen Ärzten von der Antike bis in die heutige Zeit gegen unzählige geistige und körperliche Leiden empfohlen. Es wirkt zum Beispiel bei Konflikten, die im Geist bzw. in der Gedankenwelt beginnen und sich dann körperlich äußern, mit anderen Worten: gegen psychosomatische Krankheiten wie Nervenschwäche oder Burn-out. Naturheilkundlich arbeitende Therapeuten setzen Tausendgüldenkraut unterstützend bei psychisch bedingten Krankheiten der Verdauungsorgane ein, etwa bei Magersucht oder Bulimie. Doch auch bei rein körperlichen Problemen wie Knochenbrüchen wurde es früher angewandt. Die angelsächsischen Kräuterfrauen empfahlen das Kraut gegen Schlangenbisse und Fieber, für Pfarrer Kneipp gehörte die äußerst bittere Pflanze in jede Hausapotheke. Sie war das Mittel der Wahl, wenn man sich den Magen verdorben hatte oder nach harter Arbeit wieder Kraft brauchte. Die moderne Phytotherapie schätzt das Tausendgüldenkraut wegen seines hohen Bitterwerts bei Magenschwäche, Störungen von Leber und Galle, Darmproblemen und Verstopfung. Weil es den Stoffwechsel stark ankurbelt und geistig belebt, gehört es auch zu den unterstützenden Teekräutern bei Fastenkuren. In der Kosmetik nutzt man den entzündungshemmenden Effekt bei unreiner Haut.

Anwendung: Fast allen Magentropfen und Bitterelixieren wird heute Tausendgüldenkraut beigemischt. Wer unter nervöser Erschöpfung oder Nervenschwäche leidet, sollte zuerst Mittel mit Tausendgüldenkraut ausprobieren, bevor er zu starken Pharmaka greift.

Als Nervenheilmittel gilt auch der folgende Kräuterwein nach Hildegard von Bingen: 2 Teelöffel getrocknetes Tausendgüldenkraut in einen Topf geben, mit ¼ Liter kochendem trockenem Weißwein übergießen und im zugedeckten Topf etwa 15 Minuten ziehen lassen. Den Wein in drei Portionen über den Tag verteilt lauwarm trinken.

Bachblüten-Essenz: Tausendgüldenkraut ist eine Bachblüte, aus der *Centaury* hergestellt wird. Die Essenz soll schüchternen, allzu fügsamen Menschen mit Ich-Schwäche die Kraft zum Neinsagen geben.

Ein Mutmachtee: 1–2 Teelöffel vom getrockneten Kraut mit ¼ Liter kochendem Wasser überbrühen. Um den Tag mit Energie und mutig anzugehen, ist eine Tasse frischer Tee direkt nach dem Aufstehen empfehlenswert.

Um den Appetit anzuregen, trinkt man eine Tasse Tee nach demselben Rezept ½ Stunde vor dem Essen, langsam und in kleinen Schlucken.

Achtung: Weil es die Bildung von Magensäure stark anregt, darf Tausendgüldenkraut bei Magen- oder Darmgeschwüren und bei stark übersäuertem Magen nicht eingenommen werden!

WERMUT

Botanischer Name: Artemisia absinthium

Andere Namen: Absinth, Allsei, Bitteralsem, Bitterer Beifuß

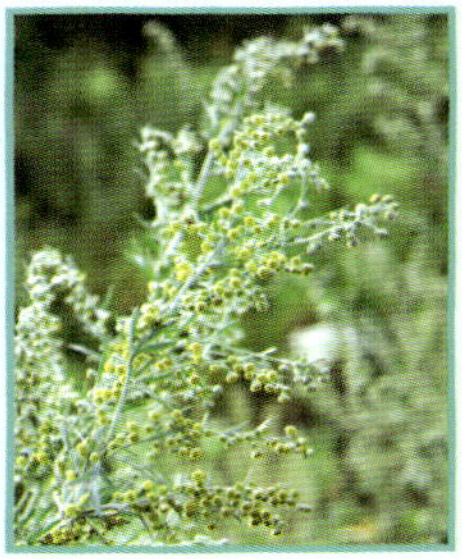

Aussehen: Wermut ist ein anmutig buschig wachsender Halbstrauch aus der Familie der Korbblütler. Er wird etwa 100 Zentimeter hoch und hat grausilbrige gefiederte Blätter an stark verzweigten Ästen. Die Blüten sitzen in kleinen, runden hellgelben Blütenköpfchen.

Vorkommen: Wermut wächst wild in den Mittelmeerländern, bei uns in trockenen, kalkreichen Lagen und an steinigen Plätzen. Er wird in Kulturen angebaut und in Kräutergärten gezogen, man findet ihn auch als Zierpflanze in Wildgärten.

Verwendete Pflanzenteile: Nur die zur Blütezeit im Hochsommer gesammelten Blüten und die oberen Teile des Krauts.

Wirkstoffe: Die Bitterstoffe Absinthin, Artabsin und Matrizin, außerdem Pflanzensäuren, die ätherischen Öle Thujon und Thujol, Gerbstoffe und Flavonoide, Harz und Vitamine.

Wirkung: Wermut ist eine Bitterpflanze mit besonders starker Wirkung, die schon von den alten Griechen als aufbauendes Stärkungsmittel für Körper und Seele gepriesen wurde. Schon bei niedrigen Dosen spürt man die erwärmende, verdauungsfördernde Wirkung. Die stark würzig duftenden Bitterstoffe kurbeln die Drüsenproduktion im gesamten Verdauungssystem an, weswegen sie bei Gallenproblemen, Leberschwäche, Blähung, Völlegefühl und Appetitlosigkeit eingesetzt werden. Die geistige Wirkung von Wermut gleicht der eines Hallo-Wach-Mittels. Wermut macht präsent und holt Träumer zurück die Realität.

Anwendung: Der Frischpflanzensaft wird aus den jungen, frischen Blättern hergestellt. Innerlich eingenommen, steigert er die Abwehrkräfte, äußerlich wendet man ihn gegen Erkältung an: 10 Milliliter des Safts mit 20 Milliliter Jojobaöl mischen und in einer kleinen Medizinflasche 10 Tage ziehen lassen. Abends vor dem Schlafengehen reibt man sich damit die Brust ein.

Vorsicht: Wenn Sie zu Allergien neigen, sollten Sie zuerst eine sehr kleine Menge auf der Innenseite Ihres Unterarms einmassieren. Wenn sich die Haut nach 5 Minuten nicht gerötet hat, können Sie Ihre Erkältungsbehandlung vornehmen.

Wermuttee: 1 gehäuften Teelöffel getrocknetes Kraut mit ¼ Liter siedendem Wasser überbrühen. 10 Minuten zugedeckt ziehen lassen und dreimal täglich eine Tasse trinken – und zwar 30 Minuten *vor* jeder Mahlzeit, um den Appetit zu heben und sehr warm *direkt nach* dem Essen, wenn der Gallenfluss angeregt werden soll.

Wermuttinktur (Tinctura Absinthii): Die Redewendung vom „Wermutstropfen" bezieht sich auf den ausgeprägt bitteren Geschmack der Urtinktur. Es heißt, dass sie geistige Präsenz vermittelt, die Sinne weckt und einen dem Leben zuwendet. Schwachen, auch altersschwachen Menschen schenkt sie neue, belebende Energie und stärkt ihre Immunkräfte. Sie wirkt auch bei Leber-, Galle- und Magenbeschwerden. Man nimmt zwei- bis dreimal täglich 2 Tropfen in etwas Wasser aufgelöst.

Achtung: Bei Allergie gegen Korbblütler und in der Schwangerschaft darf Wermut nicht eingenommen werden! Grundsätzlich sollten Sie Wermutzubereitungen, vor allem Tinkturen und Schnäpse, nie länger als 2 Wochen am Stück nehmen. Das enthaltene Thujon wirkt bei Überdosierung und bei längerem Gebrauch als

Krampfgift und kann Kopfschmerzen, Schwindel und Muskelkrämpfen herbeiführen.

Das Comeback des Absinths

Nach wie vor ist der Begriff „Wermut" im Zusammenhang mit Alkohol negativ konnotiert. Schuld sind die billigen Wermutschnäpse, die zu Beginn des 20. Jahrhunderts bei Alkoholikern verheerende Wirkungen hatten: Sie verursachten Rauschzustände mit Halluzinationen, Krämpfen und Bewusstlosigkeit und hatten ein extrem hohes Abhängigkeitsrisiko. Auch Künstler und Schriftsteller tranken Absinth, angeblich zur Inspiration. Die besonderen Rauschzustände, die durch Alkohol allein nicht zu erreichen waren, wurden durch das im Wermut enthaltene Thujon erzeugt – ein starkes Nervengift, das – im Übermaß genossen – die besagten Halluzinationen, epileptischen Krämpfe und psychischen Schäden hervorrufen kann. 1923 wurde der reine Absinth deshalb in Deutschland verboten.

Vor einigen Jahren ist Absinth nun wieder in Mode gekommen, allerdings wurde der Thujongehalt in den neuen Getränken gesetzlich beschränkt. Trotzdem lebt die als „Grüne Fee" (vom Französischen *la fée verte*) bezeichnete grünschimmernde Spirituose immer noch von ihrem legendären Ruf als Kultgetränk der Bohémiens. Wegen des zum Teil sehr hohen Alkoholgehalts ist aber dennoch Vorsicht geboten!

ZITWER

Botanischer Name: Curcuma zedoaria

Andere Namen: Weiße Curcuma, Zitwerwurzel, Giftheil, Safranwurz

Aussehen: Wie die eng verwandte Kurkumapflanze gehört auch Zitwer zur Familie der Ingwergewächse. Der große unterirdische, mehrfach verzweigte Wurzelstock ist im Inneren weiß. Er bildet über der Erde Blätter, die bis zu 1 Meter hoch werden können. Die Blüten sind gelb-rot und tragen rote und grüne Hochblätter. Die gesamte Pflanze duftet stark aromatisch, ähnlich wie Ingwer, aber etwas strenger.

Vorkommen: Zitwer wird in Indien, in den tropischen Regenwäldern Südostasiens und in China angebaut. Nach Europa gelangte die Zitwerwurzel erstmals im 6. Jahrhundert mit den Arabern. Eine Zeit lang war sie hier sehr beliebt, inzwischen hat ihr der Ingwer den Rang abgelaufen.

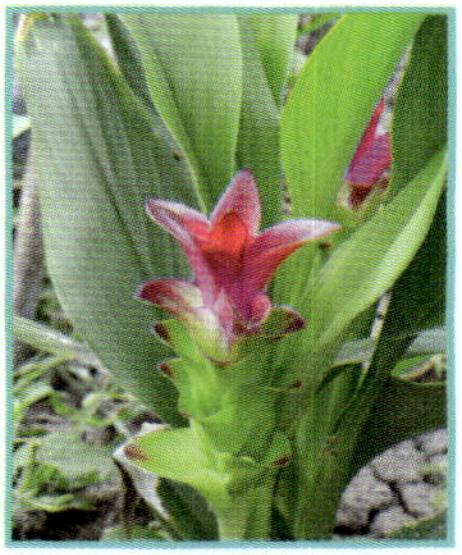

Verwendete Pflanzenteile: Der Wurzelstock

Wirkstoffe: Zingiberene, ätherische Öle, Alpha-Pinene, Curcumin, Harz, Sesquiterpene, Schleimstoffe

Wirkung: Ähnlich wie ihre Verwandten Ingwer und Kurkuma hat auch die Zitwerwurzel eine ausgeprägt stärkende Wirkung auf alle Verdauungsorgane.

Sie fördert die Sekretion der Magensäfte, stärkt Leber und Gallenblase, hilft gegen Blähungen und entspannt die Därme bei schmerzhaften Koliken. Wegen ihrer blutreinigenden Wirkung hat man die Wurzel früher Wöchnerinnen zur Stärkung nach der Geburt verabreicht.

Anwendung: Die Zitwerwurzel schmeckt ähnlich wie Ingwer, hat aber einen etwas bitteren Nachgeschmack. In Südostasien verwendet man sie als Gewürzpulver in Currys und in Heilmitteln.

Tee: 1 Teelöffel des getrockneten Wurzelstocks mit einem ¼ Liter kochendem Wasser übergießen und 15 Minuten ziehen lassen.

Zitwertinktur: Davon nimmt man dreimal täglich nach Anleitung 10–15 Tropfen

Bittertinkturen, Bittertees und Pflanzensäfte

Verschiedene Darreichungsformen und Zubereitungen

Bitterpflanzen kann man auf viele Arten zu sich nehmen. Hier die wichtigsten Darreichungsformen, die üblichen und viele interessante Besonderheiten.

Was sind eigentlich Tinkturen?

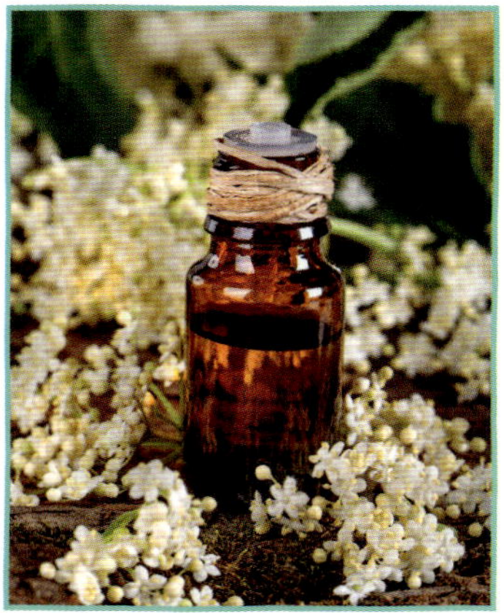

Tinkturen sollten in dunklen Gläsern aufbewahrt werden.

Eine Tinktur einzunehmen, ist die wirkungsvollste und zugleich einfachste Art, sich Bitterstoffe zuzuführen. In der alkoholhaltigen Flüssigkeit sind die Heilstoffe wesentlich stärker konzentriert als zum Beispiel in Tee. Zum Vergleich: Schon ein, zwei Tropfen einer Tinktur enthalten ähnlich viele Wirkstoffe wie eine ganze Tasse Tee.

Tinkturen, vom lateinischen *tinctura* „Farbstoff" abgeleitet, sind in Alkohol gelöste Pflanzenextrakte. Mithilfe der Auszugsmittel, einer Mischung aus hochprozentigem Alkohol und Wasser, werden die gewünschten Inhaltsstoffe aus den Kräutern herausgezogen. Dieser physikalische Prozess braucht Zeit – meistens Wochen, manchmal Monate, einige Hersteller extrahieren ihre Kräuteransätze sogar über Jahre. Unterstützt und beschleunigt wird der Vorgang durch leichte Erwärmung, zum Beispiel Sonnenlicht oder Zimmerwärme. Mit der Zeit nimmt die Tinktur Farbe an, daher der lateinische Name.

Als „Tinktur" dürfen nur Alkoholauszüge bezeichnet werden, die in der Apotheke erhältlich sind. Diese Tinkturen werden nach den Vorschriften des Deutschen Arzneibuchs (DAB) aus getrockneten Pflanzenteilen mit 70- bis 95-prozentigem Weingeist zubereitet. Da ihre Herstellung regelmäßig kontrolliert wird und die Wirkstoffe bestimmten Standards entsprechen müssen, enthalten diese Präparate immer dieselbe Wirkstoffmenge. Dadurch kann man sichergehen, dass es sich um ein wirksames Produkt handelt.

Was sind Essenzen und Elixiere?

Beide Begriffe sind nicht geschützt. Für Essenzen und Elixiere gibt es also keine eindeutigen Verordnungen. Es sind frei verkäufliche alkoholische Kräuterauszüge, die oft als „Kräuteressenz" oder „Kräuterelixier" angeboten werden. Alkoholauszüge aus Bittersubstanzen heißen oft auch „Bittertropfen", „Bitterextrakte" oder „Bitterelixiere". Einige davon, meistens „Bitterliköre" genannt, enthalten Zuckerzusätze, um ihren Geschmack zu heben.

In alten Zeiten war es üblich, immer einen selbst gemachten Bitterschnaps daheim zu haben. Das waren bewährte Hausmittel für die innerliche und äußerliche Anwendung. Jede Familie hatte dafür ihre eigenen wohl gehüteten Rezepte. Die Kräuter wurden in klarem Korn oder Obstschnaps einige Wochen „ausgezogen", anschließend abgeseiht und gefiltert.

Do-it-yourself

Haben Sie Lust bekommen, so eine Alkoholessenz einmal selbst anzusetzen? Das ist relativ einfach und sicher, wenn Sie Ihre Zutaten in der Apotheke kaufen. Dort gibt es Kräutersäckchen mit getrockneten Pflanzenmischungen, die Sie nach Anleitung mit einem Lösungsmittel Ihrer Wahl, zum Beispiel reinem Weingeist oder einem klaren Schnaps wie Doppelkorn oder Wodka, ansetzen. Als Faustregel gilt: Je höher der Alkoholgehalt, desto mehr Pflanzenstoffe werden gelöst, und umso wirksamer wird das Bitterkonzentrat.

Falls Sie Ihre Heilkräuter lieber selbst zusammenstellen möchten, hier ein Rezept für ein *Karminativum*, zu Deutsch eine Entblähungstinktur.

Sie hilft bei Blähbauch und vielen anderen Verdauungsproblemen, zum Beispiel macht sie auch den Festtagsbraten besser bekömmlich. Nehmen Sie vor und/oder während des Essens maximal 30 Tropfen, am besten in einem Schluck zimmerwarmem Wasser aufgelöst.

Die Zutaten für Ihre DIY-Mischung:

- *5 g Fenchel*
- *5 g Anis*
- *5 g Kümmel*
- *3 g Angelikawurzel*
- *3 g Pfefferminzblätter*
- *3 g Schafgarbe*
- *120 ml Doppelkorn mit 40 Prozent Volumenalkohol oder hochprozentiger Weingeist*
- *ein großes Schraubdeckelglas*
- *Papierfilter oder ein sauberes Baumwolltuch*
- *dunkle Apothekenflasche mit Tropfer*
- *Etikett*

Zerreiben Sie die Kräuter in einem Mörser. Die Kräuter müssen nicht pulverisiert werden, es reicht, wenn sie leicht angequetscht sind. Füllen Sie die Kräuter in das Schraubdeckelglas, es sollte jedoch nur halb voll sein. Gießen Sie den Alkohol über die Kräuter und achten Sie darauf, dass diese gut mit Alkohol bedeckt sind. Es darf also kein Stängel oder Blättchen herausschauen, weil sich dann Schimmel bilden kann. Verschließen Sie das Glas und lassen Sie den Kräuteransatz zwei bis sechs Wochen an einem warmen Ort ziehen. Nach und nach nimmt die Mischung immer mehr Farbe an. Nach der Wartezeit seihen Sie die Kräuter mit einem Sieb ab und gießen Sie die restliche Flüssigkeit dann nochmals durch den Papierfilter, um auch die Schwebteile zu entfernen. Zum Schluss wird die fertige Mischung in die dunkle Flasche mit dem Tropfer abgefüllt. Verschließen Sie die Flasche und kleben Sie ein mit Inhalt und Datum beschriftetes Etikett darauf. An einem dunklen, kühlen Platz gelagert, hält sich Ihre Mischung mindestens ein Jahr. Nach dem Überschreiten des Haltbarkeitsdatums können Sie Ihr Kräutermittel zwar noch weiterverwenden, aber die Wirkung lässt dann nach.

Bitterkonzentrate im Handel

Mixturen in Eigenregie herzustellen, ist nicht jedermanns Sache. Muss es auch nicht sein, denn heute gibt es hervorragende Produkte im Handel. Hier ein Überblick über die Bitterkraft von fünf Konzentraten. Sie sind je nach Bitterkeit in drei Gruppen aufgeteilt:

stark	Enzian-Tropfen Bittry, Salus
mittel	Bitterstern, Laetitia, Absinthium, Nestmann
mild	Iberogast, Bayer vital, Gastritol, Dr. Klein

Geschmackssensible Menschen, die Bitteres schlecht vertragen, steigen am besten vorsichtig mit Tinkturen aus der Gruppe „mild" ein und steigern sich langsam, was mit der Zeit wie von selbst geht. Man gewöhnt sich an den Bittergeschmack und kann sogar ein Verlangen danach entwickeln. Die meisten Menschen kommen mit Präparaten aus der mittleren Gruppe gut zurecht. Das Mittel aus der Gruppe „stark" ist etwas für echte Bitterstoffliebhaber. Bedenken Sie bei der Wahl Ihres Konzentrats, dass die stärkste nicht immer die beste für Sie ist, und umgekehrt, die mildeste nicht immer die schlechteste sein muss. Probieren Sie mehrere Produkte, damit Sie herausfinden, was für Sie richtig ist.

Gibt es Menschen, die keine Bittermischungen einnehmen sollten?

Die Antwort auf diese Frage lautet Ja, aber es sind nur wenige. Abgesehen von der Alkoholproblematik, zu der Sie im nächsten Absatz etwas finden werden, ist in drei Fällen von Bitterstoffmischungen abzuraten:

- *Bei einer Allergie gegen eine der enthaltenen Pflanzen. Bei Bitterkonzentraten aus mehreren Pflanzen macht sich das zwar kaum bemerkbar, trotzdem ist Vorsicht angebracht. Versuchen Sie herauszufinden, um welche Pflanze es sich handelt, und nehmen Sie diese nicht als Einzelsubstanz zu sich.*

- *Bei einer akuten Magenschleimhautentzündung (Gastritis) oder einem aktiven Magen- oder Zwölffingerdarmgeschwür. Bitterstoffe regen die Sekretion der Magensäfte an und könnten Ihre Beschwerden verschlimmern.*

- *Bei einem drohenden Gallengangverschluss.*

Wenn Alkohol ein Problem ist

Nicht jeder darf Alkohol trinken, und bei Kindern ist größere Vorsicht geboten. Jedoch nutzt man seit Jahrhunderten hochprozentigen Alkohol und Wein als Auszugs- und Konservierungsmittel für Medikamente. Bei den meisten Bitterkonzentraten fallen pro Tagesdosis so wenige Tropfen Alkohol an, dass er gar keine Rolle spielt. Wenn Sie Traubensaft trinken oder ein, zwei Scheiben Brot essen, fallen im Darm mehr Fuselalkohole an als bei einem Bitterkonzentrat. Hinzu kommt noch, dass Fuselalkohole sehr ungesund sind. Ärzte für Naturheilkunde und Heilpraktiker verordnen Bitterkonzentrate für Kinder ab 5 oder 6 Jahren. Wer sehr vorsichtig sein möchte, kann die Tropfen in eine halbe Tasse heißes Wasser tropfen, dann verflüchtigt sich der Alkohol zum Teil. Kinder profitieren von Bitterkonzentraten, vor allem wenn sie zu viel Süßigkeiten essen. Geben Sie Ihrem Kind zweimal täglich so viele Tropfen (mit Wasser verdünnt) wie es Jahre alt ist: Ein Fünfjähriges bekommt also zweimal 5 Tropfen, und so weiter.

Falls Alkohol für Sie absolut tabu ist, sollten Sie grundsätzlich keine Bitterkonzentrate zu sich nehmen. Trinken Sie dann bitte Bittertees.

Dürfen Schwangere Bitterkonzentrate einnehmen?

Während einer normal verlaufenden Schwangerschaft können Sie Ihre Bitterkonzentrate unbesorgt weiternehmen. Sie sollten allerdings die Anzahl der Tropfen reduzieren: Von beispielsweise dreimal täglich 15 Tropfen nehmen Sie nur noch dreimal täglich 7 Tropfen, in einer Tasse warmem Wasser gelöst. Wenn Sie wegen des Alkohols Bedenken haben, können Sie in dieser Zeit die oben beschriebene Abdampfmethode anwenden. Allerdings sollten Sie weder Tees noch Bitterkonzentrate aus zusammenziehend wirkenden Einzelpflanzen zu sich nehmen, wie zum Beispiel Wermut. Halten Sie sich an Zubereitungen aus Pflanzenmischungen.

Bittertees – Haus- und Heilmittel in flüssiger Form

Hätten Sie je vermutet, dass Sie mit dem Tee, den Sie täglich trinken, eine Droge zu sich nehmen? Das ist aber der Fall. Das Wort wird vom althochdeutschen *drogge* abgeleitet, was „trocken" bedeutet. Während der Begriff „Droge" heute als Synonym für suchterzeugende Substanzen gebraucht wird, handelt es sich bei unseren Bitterdrogen um harmlose getrocknete Pflanzen.

Allerdings wird nicht alles, was aus Pflanzen und Wasser hergestellt wird, zum Tee. Schauen wir uns das einmal genauer an.

Dekokt: Das Abkochverfahren wendet man bei festeren Pflanzenteilen wie Wurzeln, holzigen Stängeln, Hölzern, harten Samen und Früchten an. Sie werden häufig eine Weile gekocht, manchmal bis zu 20 Minuten lang. Diese Abkochung nennt man Dekokt.

Mazeration: Einige feste Drogen zieht man zuerst mit kaltem Wasser aus und erhitzt sie anschließend. Diesen Prozess nennt man „mazerieren", das fertige Getränk ist ein Kaltauszug oder Mazerat.

Aufguss oder *Infus:* Dafür werden getrocknete und zerkleinerte Blätter, Blüten und Pflanzenteile mit siedendem Wasser überbrüht. Meistens nimmt man 1–2 Teelöffel der Droge für eine Tasse Wasser und lässt alles bis zu 10 Minuten ziehen. Das Ergebnis bezeichnen wir üblicherweise als Tasse Tee.

Die meisten Bittertees entstehen durch Aufguss (Infus) oder durch Abkochung (Dekokt). Ebenso wichtig wie das *Was* ist übrigens auch das *Wie*: Trinken Sie Ihren Bittertee immer gut warm und in vielen kleinen Schlucken, damit sich der Bittergeschmack schon im Mund entfalten kann.

Bitter-Mazerat für jeden Tag

Hier ein Beispiel für einen Haustee, der als Mazerat getrunken wird. Er stärkt den Magen, regt den Appetit an und aktiviert die Abwehrkräfte.

- *20 g Angelikawurzel*
- *20 g Bitterklee*
- *20 g Enzianwurzel*
- *20 g Gänsefingerkraut*
- *20 Schafgarbenkraut*

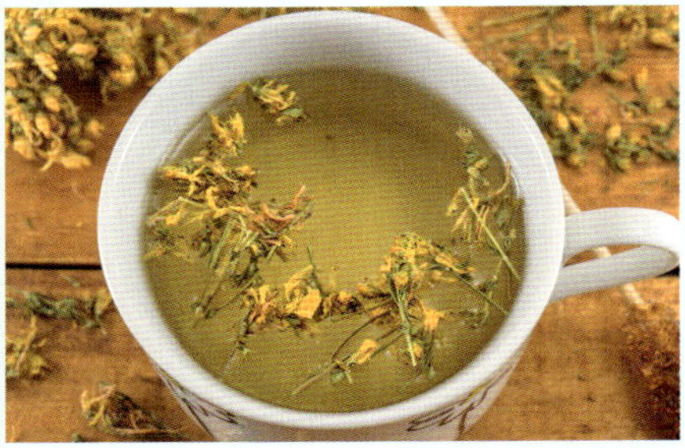

Von dieser Mischung 1 Teelöffel in zwei Tassen kaltem Wasser ansetzen und 6 Stunden mazerieren lassen. Dann kurz aufkochen, abseihen und den Tee tagsüber schluckweise oder jeweils 1 Stunde vor den Mahlzeiten genießen.

Einzeldroge oder Mischung – was ist besser?

Diese Frage ist leider nicht einfach so oder so zu beantworten. Eher mit: Es kommt darauf an, was Sie mit Ihrem Tee bezwecken.

Für eine gezielte medizinische Wirkung ist die Einzeldroge oft von Vorteil. Lassen Sie sich hier aber bitte von einem Heilpraktiker oder einem Arzt für Naturheilkunde beraten. Für Heilzwecke ist es entscheidend, wie lange und in welcher Dosis Sie Ihren Tee trinken. Meistens werden Einzeldrogen als Kur angewandt, dann trinkt man zum Beispiel drei bis sechs Wochen lang täglich zwei bis drei Tassen einer bestimmten Pflanze. So eine Teekur nennt sich „Intervalltherapie".

Wenn Sie kleinere Alltagsbeschwerden ohne ärztliche Anweisung behandeln möchten, empfiehlt sich immer eine Teemischung, weil sich die Kräuter in ihrer Wirkung gegenseitig unterstützen. Mit der größeren

Vielfalt an Wirkstoffen erhöht sich die Chance, dass genau der Wirkstoff dabei ist, der Ihrem Organismus den heilenden Anschub gibt. Besonders wichtig sind Teemischungen, wenn Sie über einen längeren Zeitraum hinweg stärker wirkende Pflanzen verwenden möchten. Aber beachten Sie bitte, dass man Kräuter nicht wahllos mischen sollte.

Damit ein Bittertee medizinisch wirkt, muss das Rezept nach bestimmten Regeln aufgebaut sein:

- *Für die therapeutische Wirkung sind die Grundmittel verantwortlich.*
- *Ein Adjuvans (Hilfsstoff) verstärkt oder ergänzt die Wirkung der Grundmittel in die gewünschte Richtung.*
- *Dazu kommen Füllmittel, die der Teemischung durch eine hübsche Farbe ein gefälliges Aussehen verleihen.*
- *Als Letztes wird ein sogenanntes Korrigens hinzugefügt, das den Geschmack und die Bekömmlichkeit der Mischung verbessert. Ein Tee mit Wermut als Grundmittel wird zum Beispiel nicht durch Honig oder Zucker schmackhafter, wohl aber durch Zugabe von Pfefferminze als Korrigens.*

Die Teemischungen, die Sie in diesem Buch an vielen Stellen und für zahlreiche Beschwerdebilder finden, entsprechen diesen Regeln und haben sich teilweise seit Jahrhunderten in der Erfahrungsheilkunde bewährt.

Frische bittere Pflanzen-Presssäfte

Presssäfte aus frischen Bitterpflanzen sind wunderbare Kurbegleiter, wenn Sie abnehmen und/oder entgiften möchten. Die Säfte werden durch das Auspressen frisch geernteter Pflanzen oder Pflanzenteile gewonnen.

Falls Sie Lust haben, das einmal auszuprobieren: Die Kräuter im Mixer ohne Zugabe von Wasser pürieren, dann den Pflanzenbrei durch ein Tuch auspressen und den Saft sofort trinken.

Frischsäfte reinigen das Blut und helfen bei Fastenkuren, die Gifte und Säuren auszuleiten. Man verwendet sie, wie das Wort schon sagt, als Kur, also nur für einen begrenzten Zeitraum. Währenddessen können Sie unbesorgt gleichzeitig weiterhin Ihre Bittertees und -tinkturen trinken.

Ab Februar/März, wenn es losgeht mit dem inneren Frühjahrsputz, werden die Presssäfte in den Schaufenstern der Gesundheitsläden beworben. Von Artischocke über Brennnessel, Brunnenkresse und Löwenzahn bis hin zu Schafgarbe, Spitzwegerich und Tausendgüldenkraut findet man heute die verschiedensten Sorten im Reformhaus, in Naturkostläden und Apotheken. Ist Ihnen der Weg dorthin zu weit, bestellen Sie Ihren Saft einfach online in einer Versandapotheke.

Presssäfte enthalten fast alle wasserlöslichen Inhaltsstoffe der Pflanze und – im Gegensatz zu den Tees – auch bis zu einem Drittel der nicht in Wasser löslichen Bestandteile! Ihr größter Nachteil ist ihre kurze Haltbarkeit. Einmal geöffnet, müssen sie im Kühlschrank aufbewahrt und zügig verbraucht werden.

Bitter-Heilweine

Kräuterweine als Medizin kennt man heute kaum noch. Sie sind eher etwas zum Ausprobieren. Hildegard von Bingen hat uns zahlreiche Rezepte hinterlassen, bei denen Kräuter und Früchte in Wein eingelegt werden. Da sie wusste, dass Wein rasch verdirbt, wenn Pflanzen darin schwimmen, empfahl sie, den Wein zu kochen. Zum Beispiel so:

Galgantwein gegen Magen-Darm-Koliken

- *1 TL zerkleinerte Galgantwurzel*
- *¼ ℓ Weißwein*

Die Wurzel in einem Topf im Weißwein 8 Minuten lang kochen lassen. Den Wein durch ein Sieb abseihen und ihn noch warm in kleinen Schlucken trinken.

Alantwein gegen Husten und als Stärkungsmittel

Alantwein wurde im Mittelalter sogar als Allheilmittel verwendet. Er ist bitter-würzig und wird wie eine Tinktur hergestellt, wobei in diesem Fall ausnahmsweise Wein als Auszugsmittel dient. In einigen Bio-Bauernhöfen und Traditionshäusern gibt es den Alantwein – wieder oder immer noch – als Hausmittel gegen Erkältungen und bei Herzschwäche. Hildegard schätzte ihn als Medizin gegen Lungenleiden und Husten.

- *60 g getrocknete Alantwurzel aus der Apotheke*
- *1 ℓ Weißwein*
- *1 Handvoll getrockneter Thymian (ebenfalls aus der Apotheke)*

Die Alantwurzel in kleine Stücke schneiden und in ein sauberes Weckglas mit Deckel geben, das Sie mit dem Weißwein auffüllen. Das Gefäß gut verschließen und den Wein 4 Tage lang ziehen lassen. Dann den Thymian hinzufügen und das Glas für weitere 3 Tage an einen kühlen Ort stellen. Danach den Ansatz durch einen Kaffeefilter oder ein sauberes Tuch abseihen und den Heilwein in eine saubere, lichtundurchlässige, gut verschließbare Flasche füllen. Der Wein wird wie eine Medizin getrunken, also schluckweise aus kleinen Schnapsgläschen, entweder bei Bedarf oder vor dem Essen.

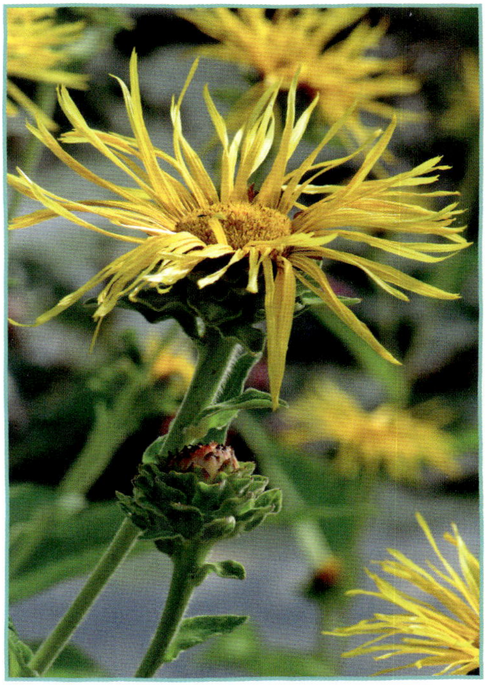

Die Wurzel des gelbblühenden Alants ist ein starkes Heilmittel.

Genuss und Heilung – wie Bitternuancen unser Leben versüßen und den Horizont erweitern

Im Spannungsbogen der Gegensätze

„Nichts ist schwerer zu ertragen als eine Reihe von guten Tagen." Wie viel Wahrheit in diesem Sprichwort steckt, hat jeder schon erfahren, der sich nach ausgedehnten Familienfeiern nichts mehr ersehnt hat, als endlich wieder ins normale Leben zurückkehren zu dürfen. Der große Dichter Johann Wolfgang von Goethe, von dem die Weisheit übrigens stammt, war auch Naturforscher und Philosoph, und als solcher verstand er es meisterhaft, die Phänomene der Natur auf das menschliche Gemüt zu übertragen. Er wusste um die Polarität des Lebens und erkannte, dass der Mensch sich nur im Spannungsfeld der Gegensätze wohl fühlt und entwickeln kann.

Bitter ist plötzlich angesagt

Das eine ist nicht ohne das andere zu haben. Schönes erkennt man durch den Vergleich mit dem Hässlichen, Licht durch die Anwesenheit von Schatten. Ähnliches gilt auch für die Gegenspieler Bitter und Süß, und zwar im direkten, d. h. geschmacklichen Sinn wie auch im übertragenen. Wie genussvoll erleben wir die süße Belohnung nachdem eine bittere Erfahrung durchgestanden und bewältigt wurde. Wie bereit sind wir andererseits, nach einem langen Faulenzerurlaub mit viel *dolce far niente* Risiken und vielleicht sogar bittere Erfahrungen auf uns zu nehmen.

Nur im Hin und Her zwischen den beiden Polen können wir wachsen und gedeihen, alles andere endet in Dekadenz und Qual. Die Klatschgazetten leben von den Schlagzeilen über die Grenzüberschreitungen und Exzesse der Schönen und Reichen, die das *dolce vita* zu ihrem alleinigen Lebenszweck erkoren haben.

Nun bedarf es keiner großen gedanklichen Anstrengung, um zu erkennen, dass auch Essen erst zum Genuss wird, wenn es gegensätzliche Geschmacksrichtungen und Konsistenzen in sich vereint. Knuspriges braucht Cremiges, Festes braucht Weiches, Süßes braucht Bitteres, damit es sich in der Gesamtheit harmonisch anfühlt und auch „rund" schmeckt.

Nicht von ungefähr ändert sich gerade jetzt, wo Millionen Menschen mit den Folgen ihres Zuckerkonsums kämpfen, der Zeitgeist. Bitter ist plötzlich angesagt. Die Gesundheits- und Genussszene feiert Bitterstoffe als neuen, aufregenden Trend.

In diesem Sinn möchte ich zusammen mit Ihnen die drei Genussmittel Grüntee, Schokolade und Rotwein in neuem Licht betrachten und Ihnen Lust auf fein nuancierte Bitternoten machen.

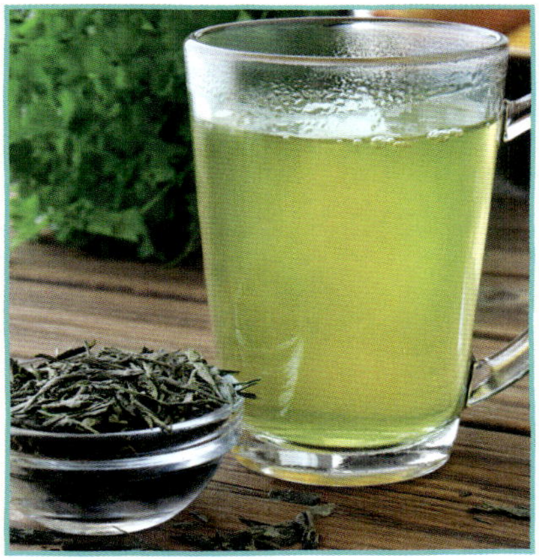

Das Koffein des Grüntees wirkt sanfter und länger als das des Kaffees.

Grüntee – das vielleicht gesündeste Getränk der Welt

Camellia sinensis ist eine weltberühmte Pflanze. Fast jeder hat mit ihr schon einmal Bekanntschaft geschlossen. Nach Wasser ist das aus dem Teestrauch hergestellte Getränk das beliebteste der Welt!

Obwohl verschieden in Geschmack und Wirkung, stammen alle teeinhaltigen Sorten von der gleichen Pflanze ab, sie unterscheiden sich nur in ihrer Herstellung: Schwarzer Tee wird vollständig fermentiert, gelber und weißer Tee teilweise und grüner Tee gar nicht, weshalb er mehr Gerbstoffe besitzt und gesundheitlich am wertvollsten ist. In Japan wird fast ausschließlich Grüntee produziert, er ist schließlich das Nationalgetränk Nippons, wo Tee schlicht mit Grüntee gleichgesetzt wird.

Ihr Teekonsum trägt mit dazu bei, dass Übergewicht unter Japanern so gut wie unbekannt ist. Tatsächlich ist Grüntee durch seine rund 250 bedeutenden sekundären Pflanzenstoffe und seine bis zu 400 wirksamen ätherischen Öle ein unschlagbar gesundes Getränk. Viele Inhaltsstoffe wurden in Studien untersucht und ihre positiven Wirkung bestätigt. Immer noch werden neue Heilsubstanzen entdeckt. Interessanterweise zeigt sich auch hier, dass die gesunden Einzelsubstanzen untereinander sehr positive Wechselwirkungen haben, sich also gegenseitig potenzieren. Alles in allem hilft dieser Allrounder gegen genau die Gesundheitsprobleme, die uns heute am meisten zu schaffen machen. Grüntee stärkt das Immunsystem, hilft beim Abnehmen und senkt das Risiko für Herz-Kreislauf-Beschwerden und Krebs.

Werfen wir einmal einen Blick auf sein reiches Innenleben:
Neben anregendem Koffein und einer außerordentlichen Vielfalt an Mineralien, Spurenelementen und Vitaminen, enthält Grüntee vor allem *Catechine*. Diese natürlichen Farb-, Duft- und Geschmacksstoffe aus der Familie der Polyphenole verleihen ihm seine Farbe, sein Aroma und sind auch für seinen bitteren Geschmack verantwortlich. Catechine besitzen starke antioxidative Kräfte, 100-mal stärker als Vitamin C und 25-mal stärker als Vitamin E. Damit wirken sie im Körper wie eine Gesundheitspolizei: Sie schützen die Zellen vor den Angriffen freier Radikale und entschärfen die aggressiven Sauerstoffverbindungen, die an der Entstehung von Herz-Kreislauf-Erkrankungen, Diabetes und Krebs beteiligt sind! Da Catechine dadurch den Alterungsprozess der Zelle verzögern und obendrein auch Schadstoffe binden, sollten Kaffeetrinker sich gut überlegen, ob sie nicht eines Tages doch zur Grüntee-Fraktion überwechseln möchten …

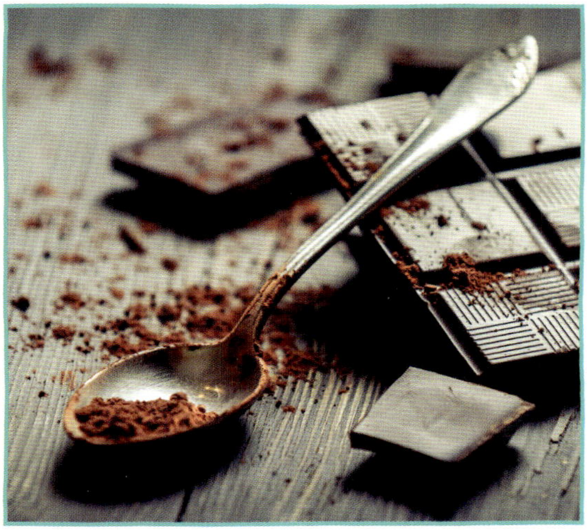

Bei der Schokolade gilt: Je dunkler desto gesünder

Schokolade, fast schon ein Wundermittel

Tchocolatl nannten die Azteken die Substanz aus den bohnenförmigen Samen der Kakaofrucht.

Damit das entsteht, was wir „Schokolade" nennen, müssen die Kakaobohnen geröstet und gemahlen werden. Dabei verflüssigt sich das enthaltene Fett, und es entsteht eine cremige Masse aus Kakaobutter und Kakaotrockenmasse: der Grundbestandteil der Schokolade. Je nachdem, wie hell und süß die Sorte werden soll, kommen noch entsprechende Mengen an Zucker, Milch- oder Sahnepulver hinzu, und – um alles gut zu vermischen – ein Emulgator wie Sojalecithin.

Dass Schokolade ein Allheilmittel gegen Liebeskummer und Winterdepression sein soll, hat sich leider nicht bewahrheitet. Schokoholics müssen sich dieser bitteren Wahrheit stellen: Die handelsübliche Milchschokolade tröstet allenfalls durch ihren hohen Zucker- und Kaloriengehalt. Das bisschen Kakao darin richtet so gut wie gar nichts aus, und die Milch bringt immunologisch eher Probleme mit sich.

Wenn Schokolade eine andere als die dick machende Wirkung haben soll, muss man die gesunde dunkle Sorte wählen, die wir uns hier etwas näher ansehen wollen. Dunkle Schokoladen enthalten meistens keine Milch und nur die Kakaotrockenmasse, die Kakaobutter und etwas Zucker. Je höher der reine Kakao-Anteil, umso dunkler, bitterer und weniger süß wird die Schokolade. Und umso gesünder.

Über 500 gesunde Inhaltsstoffe haben Forscher inzwischen in dunkler Schokolade ausgemacht. So ist sie unter den Lebensmitteln eine der größten natürlichen Magnesiumquellen und enthält beachtliche Mengen an Kalzium, Kalium, Phosphor, Eisen und Kupfer. Auch ihre psychisch wirksamen Inhaltsstoffe sind belegt: Theobromin erhöht die Aufmerksamkeit, die Konzentration und hellt die Stimmung auf, Phenylethylamin macht einfach glücklich, es ist der Stoff, den der Körper auch bei Verliebtheit ausschüttet.

Mit Abstand am gesündesten aber sind ihre Flavanole, jene Stoffe, die Schokolade bitter machen. Diese sekundären Pflanzenstoffe aus der Familie der Polyphenole sind starke Antioxidantien, die den Körper vor der zerstörerischen Wirkung der freien Radikale schützen können und damit das Immunsystem entlasten und die Zellalterung hinausschieben. Studien bescheinigen der Bitterschokolade eine ausgezeichnete Wirkung bei Herz-Kreislauf-Erkrankungen, einen positiven Einfluss auf das Gehirn und gegen Übergewicht. Allerdings erst ab einem Kakaoanteil von mindestens 60 Prozent.

Leider werden die wertvollen Flavanole gerade wegen ihrer Bittereigenschaft von vielen Schokoladenherstellern im Produktionsprozess zerstört. Weil dafür keine Kennzeichnungspflicht besteht, ist es sinnvoll, Bio-Schokolade zu kaufen, worin die Flavanole erhalten geblieben sind. Wenn Sie sichergehen möchten, dass Sie mit Ihrer Schokolade wirklich etwas Gesundes genießen, sollten Sie sich die Mühe machen, das Kleingedruckte auf der Packung zu lesen: In jedem Schokoriegel sollten 53,5 Milligramm Flavonoide stecken. Die gleiche Portion aus Vollmilchschokolade enthält weniger als 14 Milligramm, und in weißer Schokolade finden Sie überhaupt nichts davon.

Rotwein – Gesundwein

Was kann es Genussvolleres geben, als das Ende eines Tages mit einem Glas gutem Rotwein und einem Stück dunkler, zart schmelzender Schokolade zu zelebrieren? Das Geheimnis dieser Kombination, die sich im Gaumen so harmonisch zusammenfügt: Wein und Schokolade enthalten dieselben Geschmackskomponenten, wie etwa Anklänge an dunkle Beeren, Vanille oder Pfeffer, in beiden Fällen perfekt abgerundet mit feinen Bitteraromen.

Wie wir seit Langem wissen, schenkt uns der rote Rebensaft nicht nur Genuss, sondern auch Gesundheit – womit wir wieder bei den Bitterstoffen sind. In erster Linie kommen hier wieder die Polyphenole ins Spiel, die wir bereits in den Abschnitten über Grüntee und Kakao kennengelernt haben. Im Rotwein sind vor allem zwei Untergruppen am Werk: Die Anthocyane, die ihm seine charakteristische rote bis violette Farbe schenken, und die Tannine, die seinen Geschmack ausmachen. Wenn uns der Schluck Rotwein so richtig schön die Mundschleimhäute zusammenzieht und der Mund pelzig, stumpf und trocken wird, passiert etwas ziemlich Gesundes: Die Tannine wirken. Diese Gerb- und Bitterstoffe aus den Schalen und Kernen der Trauben und dem Eichenholz der Barriquefässer, machen die Qualität eines Rotweins aus, für den Gaumen und für die Gesundheit.

Mit der Frage, was den Rotwein nun so gesund macht, haben sich schon ähnlich viele Wissenschaftler beschäftigt wie mit dem Grüntee. Als gesichert gilt, dass die Rotwein-Anthocyane Herz-Kreislauf-Erkrankungen und Arterienverkalkung vorbeugen. Einem weiteren Antioxidans, dem Resveratrol (ebenfalls ein Polyphenol), werden außerdem entzündungshemmende und den Alterungsprozess abschwächende Effekte nachgesagt. Sogar von Krebsvorbeugung ist die Rede. Ob diese Wirkungen tatsächlich eintreten können, scheint aber von der Konzentration der Inhaltsstoffe abzuhängen.

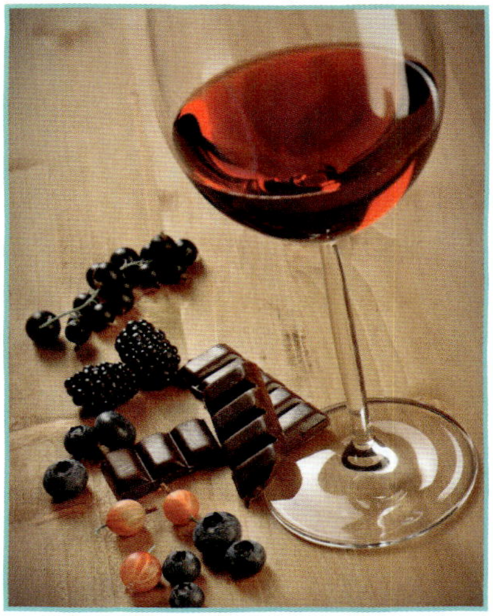
Rotwein mit Anklängen an Schokolade und Beerenaromen

Die 8-Wochen-Gourmet-Kur mit Bitterstoffen

Vital, schön und schlank durch optimal funktionierende Organe

Wünschen Sie sich eine tolle Ausstrahlung, eine schlankere Taille und insgesamt einfach mehr Tatendrang und Lebenslust? Mit dieser Bitter-Kur können Sie Ihre Ziele auf optimal gesunde Art erreichen!

Und Spaß macht's auch noch!

Zwei Monate lang bekommt Ihr Körper genau die Nahrung, die er braucht, um alles loszuwerden, was er nicht braucht – lästige Fettpolster und Speckröllchen, fahle Haut, Augenringe und stumpfes Haar, schlechte Laune, dieses Immer-müde-Gefühl und vieles andere mehr. Das Beste daran: Alles schmeckt auch noch verdammt lecker!

Die Rezepte sind nicht nur ausgewogen und gesund, sondern zudem so schmackhaft, dass Sie beim Nachkochen richtig Spaß haben werden. Wie bei jeder Kur geht es auch hier darum, den Stoffwechsel so umzustellen, dass alle Prozesse im Körper wieder besser funktionieren. Schon nach der ersten Woche werden Sie erste Effekte spüren: Sie schlafen besser, wachen morgens ausgeruht auf und sind tagsüber besser drauf. Nach zwei, drei Wochen könnten Ihnen die alten Jeans schon wieder passen, und beim Blick in den Spiegel sehen Sie den Unterschied ganz deutlich: Ihre Augen strahlen, Ihre Haut ist wieder rosig. Einfach wunderbar. Und sollten Sie zu den Zuckerjunkies gehören, dürfte das Thema nach vier Wochen „gegessen" sein. Bitterstoffe sind die besten Naturmittel gegen Zuckersucht.

Damit Ihre Kur ein voller Erfolg wird, sollten Sie sich dafür eine Zeit aussuchen, in der Sie es etwas ruhiger angehen lassen können. Während der Examensvorbereitung oder in Beziehungskrisen mögen Bittersubstanzen zwar die Nerven stärken – aber hier geht es ja auch ums Einkaufen, ums Kochen und um Ihr Wohlbefinden. Schließlich wollen diese köstlichen Mahlzeiten mit Liebe zubereitet und mit Genuss gegessen werden.

Was das Abnehmen betrifft: Keine Sorge, Sie werden nicht hungern! Die Zutaten sind reichlich bemessen, außerdem stecken sie voller Vitalstoffe und Antioxidantien. Mit diesen Kraftpaketen werden Sie viel schneller satt und zufrieden, als Sie denken, und trotzdem purzeln nebenbei die Pfunde. Die vielen Bitterstoffe aktivieren den Stoffwechsel Ihrer inneren Organe wie Leber, Gallenblase, Nieren, Lunge und Darm und unterstützen Ihren Organismus dabei, Gifte und Säuren auszuscheiden. So werden Sie in mehrfacher Hinsicht leichter und freier – an Körper, Geist und Seele.

Bitte beachten Sie:
Alle Rezepte sind vegetarisch, glutenfrei, kommen ohne Zucker aus und enthalten bis auf wenige gesunde Ausnahmen keine Milchprodukte. Diese „Verzichte" sind aus wissenschaftlicher Sicht nötig, damit sich Ihr Organismus effektiv umstellen kann. Außerdem werden Sie schnell merken, dass der angebliche Verzicht gar keiner ist, sondern ein Gewinn!

Die goldenen Kur-Regeln

- *3 Bitterportionen pro Tag. Die wichtigste Regel zuerst: Nehmen Sie ab jetzt grundsätzlich 10-15 Minuten vor jeder Mahlzeit Bittersubstanzen zu sich – entweder in Form einer Bittertinktur oder mit einer Tasse Bittertee! Auch wenn in den Essensvorschlägen viele schmackhafte Bitterstoffe enthalten sind – die Extraportionen vor dem Essen sind das A und O der Bitterstoffkur!*

- *Tinktur oder Tee, beides ok. Gehören Sie zu den Menschen, bei denen alles schnell gehen und praktisch sein muss? Dann sind Sie der Tinkturtyp.*

Besorgen Sie sich in der Apotheke ein Fläschchen Bittertinktur, das können Sie immer griffbereit in der Tasche bei sich tragen. Normalerweise nimmt man je nach Packungsanleitung bis zu 15 Tropfen vor dem Essen mit einem Schluck Wasser zu sich, aber zur Not können Sie sich Ihre Ration auch direkt auf die Zunge träufeln. Das schmeckt – des enthaltenen Alkohols wegen – zwar ein bisschen scharf, aber man gewöhnt sich leicht an den aromatischen Geschmack. Es schadet übrigens nichts, wenn Sie auch zwischendurch mal 2, 3 Tropfen „kosten".

Als Teetyp, der das Zubereitungsritual genießt, sollten Sie darauf achten, qualitativ hochwertige Teekräuter zu kaufen, am besten in loser Form. Wie schon einmal erwähnt, erfüllen Tees aus Supermärkten oder von Drogerie-Discountern selten die Qualitätsanforderungen für eine Teekur. Gute Teekräuter bekommen Sie in der Apotheke, im Reformhaus, im Naturkostladen oder in einem Kräuterfachgeschäft. Bei ausländischen Produkten, vor allem solchen aus Fernost, bitte ausschließlich Kräuter aus biologischem Anbau kaufen. So minimieren Sie das Risiko, mit dem Tee Schadstoffe zu sich zu nehmen.

Bittertee jeden Tag frisch. Bitte nicht den Rest vom Vortag trinken. Bereiten Sie sich morgens gleich nach dem Aufstehen eine Kanne zu. Die erste Tasse genießen Sie auf nüchternen Magen eine Viertelstunde vor dem Frühstück, den Rest nehmen Sie in der Thermoskanne mit an den Arbeitsplatz.

Einzelkraut oder lieber gemischt?

Falls Sie unsicher sind, ob Sie ein bestimmtes Teekraut brauchen oder eher eine Mischung aus mehreren Kräutern, lesen Sie bitte nochmals Kapitel 7 mit den einzelnen Pflanzenporträts. Im Zweifel lassen Sie sich vom Heilpraktiker, einem kräuterkundigen Arzt oder im Kräuterfachhandel beraten. Als Faustregel gilt: Einzelne Teekräuter sollte man nicht länger als drei Wochen hintereinander trinken. Zum einen wegen des Gewöhnungseffekts, d. h. weil die Heilwirkung mit der Zeit nachlässt, zum anderen aber auch wegen eventuell unerwünschter Nebenwirkungen. Es könnte zum Beispiel sein, dass Sie den

Wirkstoff mit der Zeit nicht mehr so gut vertragen. Fokussieren Sie sich also nicht allzu sehr auf eine bestimmte Teepflanze, sondern wechseln Sie ab und mischen Sie die Kräuter untereinander. Schließlich weiß man ja, dass sich die Wirkstoffe gegenseitig in ihrer Wirkung unterstützen. Nicht umsonst enthalten viele Tees mehrere Kräuter. Bis zu sieben verschiedene Pflanzen in einer Teemischung gelten übrigens als optimal.

- *Bitte bio essen. Wenn irgendwie möglich, verwenden Sie für die Rezepte nur Zutaten aus biologischem Anbau. Auch das Fleisch sollte von artgerecht gehaltenen Tieren stammen. Mit Düngemitteln und Pestiziden belastete Lebensmittel mindern den Effekt der Kur und können Sie um Ihren Detox-Erfolg bringen. Außerdem enthalten Gemüse und Obst aus konventionellem Anbau deutlich weniger Vitamine und Mineralien, womit auch noch ihr gesundheitlicher Wert sinkt. Nur ein kleines Beispiel: Lebensmitteltechnische Untersuchungen von Orangen haben ergeben, dass der Gehalt an Vitamin C von Bio-Orangen um 20 Prozent höher lag als der von Früchten aus konventionellem Anbau.*

- *Hunger von Esslust unterscheiden. Es ist komisch, aber viele von uns wissen nicht mehr, was echter Hunger ist – weil sie entweder nach der Uhr essen oder aus Langeweile oder aus anderen Bedürfnissen heraus, die alle nichts mit der Magenfüllung zu tun haben. Heißhunger, Süßhunger, Naschlust – das sind Essgelüste, die im Kopf entstehen. Sie haben meistens emotionale Ursachen. Wenn es Sie ganz plötzlich unbedingt nach einem bestimmten Schokoriegel (oder einem Burger, einem Cupcake, einer Cola, den Kartoffelchips mit Rosmarin …) verlangt und Sie an nichts anderes mehr denken können, ist das ganz klar eine emotional bedingte Esslust. Machen Sie sich das bewusst. Atmen Sie durch und trinken Sie einen Schluck Bittertee oder nehmen Sie, falls vorhanden, 2 oder 3 Tropfen Bittertinktur direkt auf die Zunge. Sie haben gerade nichts Bitteres zur Hand? Lutschen Sie ein Pfefferminz oder putzen Sie sich die Zähne: Ein scharfer Geschmack im Mund hilft auch!*

Wenn Sie dem Drang widerstanden haben, gehen Sie für einen Moment in sich: Wonach ist Ihnen jetzt wirklich? Was braucht Ihre Seele: Ist es Trost,

Anerkennung, Abwechslung, Entspannung, Bewegung? Meistens ist es eines davon. Überlegen Sie, wie Sie sich Ihr Bedürfnis erfüllen können. Geht es um Bewegung, drehen Sie eine Runde um den Block, geht es um Anerkennung, rufen Sie jemanden an, von dem Sie wissen, dass er Sie mag, geht es um Trost, lassen Sie sich von einem Freund, einer Freundin mal wieder richtig umarmen und drücken. Brauchen Sie Zuwendung oder Entspannung? Dann nehmen Sie sich vor, am Abend mal wieder ausgiebig und lange in ein Wohlfühlbad einzutauchen. Wenn Sie es schaffen, sich das Bedürfnis zu erfüllen, was hinter den emotionalen Essgelüsten steckt, wird es Ihnen damit sehr gut gehen. Das Essverlangen verschwindet in der Regel nach zehn Minuten von alleine.

Warten bis der Magen knurrt. Bitterstoffe helfen Ihnen, den Kopfappetit von echtem Hunger zu unterscheiden. Bei echtem Hunger meldet sich der Magen. Es kann durchaus sein, dass Sie auf eine bestimmte Lebensmittelgruppe Lust haben, zum Beispiel auf Nudeln oder ein saftiges Steak, aber im Unterschied zu Essgelüsten sind Sie nicht darauf fixiert, vielmehr geht es Ihnen hauptsächlich darum, etwas in den Magen zu kriegen. Hunger lässt sich eine Zeitlang aufschieben, aber irgendwann wird er übermächtig.

Hören Sie auf Ihre Körpersignale. Lassen Sie sich bitte von niemandem hineinreden, wann und wie viel Sie essen sollen. Manche Menschen kriegen morgens keinen Bissen runter, für andere ist das Frühstück die wichtigste Mahlzeit des Tages. Hierzu gibt es nur eine einzige Regel: Essenszeit ist, wenn der Magen knurrt – und Essen ist vorbei, wenn Sie satt sind. Bitterstoffe sind zwar natürliche Appetitzügler, aber nur Sie wissen, wann Sie genug haben. Kauen Sie also gründlich und lassen Sie sich von nichts ablenken. So lernen Sie zu spüren, wann das Sättigungsgefühl eintritt.

Snacks dürfen, müssen aber nicht. Ihr Körper wird es Ihnen danken, wenn Sie auf Zwischenmahlzeiten verzichten. Zwischen den Mahlzeiten sollten Sie mindestens 4 Stunden lang nichts essen, damit Ihr Körper seiner Verdauungsarbeit ordentlich nachgehen kann. Mit Snacks gelingt das schwer bis gar nicht. Essen Sie sich lieber bei den Hauptmahlzeiten satt. Sollten zwischendurch wirklich Hungergefühle aufkommen, trinken Sie mal ein Glas Wasser. Oft verwechseln wir Hunger mit Durst!

Werden Sie zum Feinschmecker. Bei vielen Rezepten handelt es sich um echte Gourmet-Mahlzeiten. Die verdienen es, von Ihnen mit allen Sinnen erfasst zu werden. Nehmen Sie sich also Zeit, bewusst zu genießen. Essen Sie nicht nebenher am Schreibtisch oder vor dem Fernseher.

Weniger ist mehr. Packen Sie sich lieber weniger auf den Teller und nehmen Sie bei Bedarf etwas nach. So bleibt nichts liegen, und der Rest kommt in den Kühlschrank für den nächsten Tag. Warum nicht etwas davon in der Lunchbox ins Büro mitnehmen! Oder kochen Sie abends die doppelte Portion. Dadurch müssen Sie am nächsten Tag nicht mit Gerichten vorliebnehmen, die mehr oder weniger aus Füllstoff bestehen.

- *Kaffee ist ok. Nein, Sie müssen nicht auf Ihren geliebten Kaffee verzichten. Er enthält schließlich wunderbare Bitterstoffe, die allerdings geschmeckt werden wollen. Genießen Sie eine(!) wirklich gute Tasse am Tag – ungesüßt, am besten ohne Milch, denn dadurch würde ja der Bittergeschmack getilgt. Abzuraten ist eigentlich nur von Kaffee, der lange auf dem Herd gestanden hat oder warmgehalten wurde. Ihr bester Kaffee während der Kur: Espresso, schwarz und pur, nach dem Frühstück oder Mittagessen.*

- *Bitte ohne Alkohol. Damit würden Sie Ihren Erfolg schmälern. Dasselbe gilt für zuckerhaltige Getränke, zu denen neben Cola und Limo auch Fruchtsäfte und Smoothies gehören. Das brauchen Sie alles auch gar nicht, denn die folgenden Rezepte sind viel leckerer und gesünder.*

- *Zum Thema Wasser: Es ist ein Irrglaube, dass es von Vorteil ist, über den Durst hinaus viel Wasser zu trinken. Es gibt auch keine Studien, die das beweisen würden. Denn Wasser kann Säuren nicht binden. Bei den meisten ausscheidungspflichtigen Stoffen handelt es sich aber um Säuren, mit denen sich die Nieren am schwersten tun. Es genügt vollauf, wenn Sie 1 – 1 ½ Liter Wasser am Tag trinken. Vernünftiger wäre es, Ihren Verbrauch von raffiniertem Speisesalz zu reduzieren und Basenpulver einzunehmen, damit die Säuren gepuffert werden können! Dadurch gewinnen Sie doppelt: Die Nieren profitieren stark, und es wird damit vermieden, dass der Körper das Kalzium aus den Knochen ziehen muss, das er braucht, um die Säuren zu puffern, damit sie über die Nieren ausgeschieden werden können. Mehrere Studien belegen dies eindrucksvoll. Zum Schluss noch ein Satz zur Wasserqualität: Wenn das Leitungswasser an Ihrem Wohnort aus einer Wiederaufbereitungsanlage stammt, wäre es eine Überlegung wert, ob Sie nicht besser auf stilles mineralienreiches Quellwasser aus der Glasflasche umsteigen.*

- *Bewegung nicht vergessen! Bitterstoffe hin oder her, beim Abnehmen muss der Energieverbrauch höher sein als die Energiezufuhr. Ohne Bewegung werden Sie die ungeliebten Pölsterchen daher nicht los, Sie müssen Ihren Stoffwechsel auf Touren bringen. Außerdem wächst durch Bewegung auch die Muskelmasse, und Ihr Körper kommt in den Genuss des Nachbrenneffekts: Sie verbrennen nach dem Sport auch noch Kalorien, wenn Sie längst im Bett liegen. Bewegung heißt übrigens nicht, dass Sie sich im Fitness-Studio anmelden müssen. Dreimal wöchentlich 30 Minuten den Kreislauf richtig pushen, sei es durch einen strammen Spaziergang, eine Power-Yoga-Session, eine Runde Walking oder Fahrradfahren. Dazu täglich viele kleine Bewegungseinheiten, und alles ist prima.*

Auf den folgenden Seiten finden Sie Speisen, die Sie nach Geschmack, Lust und Laune essen können, wann Sie möchten. Die Einteilung in Frühstücksideen, kalte und warme Gerichte, soll Ihnen nur grobe Anhaltspunkte liefern. Kein Problem also, wenn Ihnen morgens schon nach einem Salat oder eher nach einer warmen Suppe ist, wenn Sie den Frühstücksbrei oder den Smoothie lieber am Mittag genießen. Nur Rohkost sollten Sie ab 14 Uhr nicht mehr zu sich nehmen. Und je früher das letzte Essen am Abend, desto besser.

Und jetzt viel Spaß, gutes Gelingen und guten Appetit!

Die Frühstücksideen

Basis-Müsli

Bei diesem selbst gemachten Müsligrundstock können Sie sicher sein, dass ausschließlich gesunde Rohstoffe drin sind. Vor allem das Kokosöl enthält mittelkettige Fettsäuren, die direkt in der Leber aufgebrochen werden und schnell verwertbare Energie liefern.

Für 10–14 Portionen

- 2 EL Kokosöl
- 500 g glutenfreie Haferflocken
- 180 ml Reis-Kokosmilch
- 70 g Pekannüsse
- 1-2 EL flüssiger Honig
- 1 gestrichener TL Ceylon-Zimt
- 35 g Kokosflocken

Heizen Sie den Backofen auf 200 °C vor. Legen Sie ein Blech mit Backpapier aus. Verflüssigen Sie das Kokosöl in einer Pfanne oder bei niedriger Hitze in der Mikrowelle. Geben Sie Haferflocken, Reis-Kokosmilch, Kokosöl und Honig in eine Schüssel und vermischen Sie die Zutaten mit den Händen. Dabei sollen kleine Klümpchen entstehen. Verteilen Sie Ihre Müslimischung gleichmäßig auf dem Backblech, schieben Sie es in den vorgeheizten Ofen und lassen Sie alles insgesamt 20 Minuten backen. Geben Sie die Pekannüsse auf ein weiteres Blech und schieben Sie die Nüsse zum Rösten nach den ersten 10 Minuten ebenfalls in den Ofen. Holen Sie beide Bleche heraus und lassen Sie alles abkühlen. Dann mischen Sie Müsli und Nüsse und fügen den Zimt und die Kokosflocken hinzu. In einem luftdichten Einmachglas hält sich Ihr Müsli etwa zwei Wochen.

Bringen Sie Abwechslung in Ihr Müsli-Frühstück!

Mit Früchten der Saison und Soja- oder Kokosmilch-Joghurt. Hier ein Vorschlag:

Erdbeer-Ananas-Müsli

Für 2 Personen

- 100 g halbierte Bio-Erdbeeren
- 100 g frische Ananasstücke
- 1 cm frisch geriebener Ingwer
- 100 g Basismüsli (siehe Rezept auf Seite 153)
- 150 ml Soja- oder Kokosmilchjoghurt
- 25 g ölfrei geröstete Sesamsamen
- 4-5 frische Pfefferminzblättchen

Verteilen Sie das Obst, den Ingwer und das Müsli in zwei Schalen, geben Sie je einen Klecks Joghurt in die Mitte, streuen Sie den gerösteten Sesam darüber und dekorieren Sie Ihr Frühstück mit den Pfefferminzblättchen.

Weitere Variationen

Machen Sie Ihr Müsli einmal mit frischen Blaubeeren und Mandelmilch statt mit Joghurt an oder würzen Sie den Joghurt mit Zimt und Kardamom oder rühren Sie einen frisch geriebenen Apfel und Mandelsplitter hinein – auch getrocknete Cranberries und Cashewnüsse passen gut. Statt der Pfefferminzblättchen können Sie auch Zitronenmelisse nehmen – und warum nicht mal frische Korianderblättchen und etwas Zitronenzesten testen! Ihrer Fantasie sind keine Grenzen gesetzt.

Birchermüsli

Für 1 Person

- 4 EL Haferflocken
- 65 ml Bio-Apfelsaft
- 1-2 EL Zitronensaft, frisch gepresst
- 4 EL Joghurt
- 1 Apfel

Der unübertroffene Klassiker unter den Müsli-Rezepten. Verglichen mit den heute üblichen Müslis einfach, dafür optimal zusammengesetzt. Einziger Nachteil: Man muss die Zutaten über Nacht einweichen und es täglich frisch zubereiten.

Die Haferflocken abends mit dem Apfel- und dem Zitronensaft mischen und über Nacht zugedeckt im Kühlschrank ziehen lassen. Am nächsten Morgen mit dem Joghurt vermengen, dann den Apfel hineinreiben. Alles gut umrühren und frisch essen.

Chia-Pudding mit Fruchtpüree

Die Chiasamen und das Püree werden schon am Vorabend zubereitet, damit geht es morgens ganz fix.

Für 4 Personen

- 400 ml Kokos-Mandelmilch
- 100 g schwarze Chiasamen
- abgeriebene Schale von ½ Limette
- 150 g schwarze oder rote Johannisbeeren
- frische Zitronenmelisseblättchen
- ½ TL Teelöffel Ahornsirup

Die Chiasamen in einer Schale in der Kokos-Mandelmilch einweichen und über Nacht in den Kühlschrank stellen. Die Limettenschale, die Johannisbeeren mit dem Ahornsirup im Mixer zu Püree verarbeiten und dieses zugedeckt in einer Schale ebenfalls über Nacht im Kühlschrank aufbewahren. Am nächsten Morgen den Chia-Pudding umrühren, in vier Schalen verteilen, das Fruchtpüree obendrauf setzen und jede Schale mit ein paar der übrigen Johannisbeeren und den frischen Zitronenmelisseblättchen dekorieren.

An den anderen Tagen variieren Sie Ihr Chia-Frühstück

- *mit Fruchtpüree aus Mango, abgeriebener Orangenschale und gerösteten Kürbiskernen als Garnitur*
- *indem Sie die Chiasamen in Kokoswasser einweichen und mit einem Püree aus Granatapfelkernen und Orangen toppen.*

Frühstücksbreie

Morgens etwas Warmes im Bauch, das gibt vor allem im Winter Kraft. Wenn es morgens schnell gehen muss, können Sie die Zutaten abends vorkochen und morgens nur kurz aufwärmen.

Haferbrei

Für 2 Personen

- 300 ml Reismilch
- 65 g glutenfreie Haferflocken
- 1 Handvoll gehackte Mandeln
- 1 Handvoll gehackte Rosinen
- 1 TL Zimt
- 1 EL Leinsamen

Die Reismilch in einem kleinen Topf erwärmen, die Haferflocken einstreuen und unter Rühren bei kleiner Hitze etwa vier Minuten köcheln lassen. In Schüsseln anrichten und die Mandeln, die Rosinen, den Zimt und die Leinsamen über den Brei geben und nach Belieben mit Obst anreichern.

Kokosfrüchtebrei mit Hanf

Für 2 Personen

- 150 g Cashewnuss-Mus
- 125 ml Kokosmilch
- 2 EL Kokosflocken
- Saft von ½ Pampelmuse (Grapefruit)
- 1 cm Ingwer
- 1 reife Banane
- 3 EL Hanfsamen
- 1 EL Mandelsplitter
- frische Heidelbeeren

Die ersten sechs Zutaten im Mixer zu einem Brei verarbeiten. Die Heidelbeeren unterziehen, die Hanfsamen und die Mandelsplitter darüberstreuen, mit ein paar Heidelbeeren garnieren.

Variationen mit Hirse

Hirse war immer das Getreide der Armen. In Afrika ist die anspruchslose Pflanze nach wie vor ein Hauptnahrungsmittel, bei uns kommt sie gerade wieder in Mode, sozusagen als europäische Schwester der Quinoa. Obwohl Hirse neben Mineralien, Ballaststoffen und Pflanzeneiweiß viele Bitterstoffe enthält, kann man sie gut für Süßspeisen verwenden.

Extratipp: *Kochen Sie die dreifache Menge, also 1 ½ Tassen Hirse und essen Sie den Rest zum Mittag- oder Abendessen. Gekochte Hirse hält sich im Kühlschrank drei Tage.*

Hirsebrei süß

Für 4 Personen

- ½ Tasse geschälte Hirse
- 1 EL Zimt
- ½ Becher flüssige Schlagsahne
- 2 EL Rosinen
- 5-7 getrocknete Aprikosen

Die Rosinen und die Aprikosen in etwas Wasser einweichen. Die Hirse in einen Topf mit 1 ½ Tassen Wasser und der Sahne einrieseln lassen und kurz umrühren. Einmal ganz kurz aufkochen, dann 2–3 Minuten auf kleinster Flamme köcheln lassen, den Herd ausschalten und die Hirse ausquellen lassen. In vier Schalen füllen, den Zimt und die Trockenfrüchte unterziehen, eventuell einen kleinen Schuss Sahne einrühren.

… und pikant

Für die pikante Variante den Hirsebrei wie beschrieben zubereiten. Dazu können Sie Karotten, Selleriestangen oder Fenchel kochen, die (evtl. mit 1 Handvoll Rosinen) kurz in wenig Wasser gedämpft werden. Mit Sojasauce, Tamari oder Gomasio (Sesamsalz) würzen.

Pomeranzen-Quark mit Leinöl

Für 4 Personen

- 1 Bitterorange (oder 4-5 Kumquats)
- 3 EL Orangensaft
- 450 g Schafmilchquark
- 3-4 EL Leinöl
- 1-2 TL Ahornsirup
- Mandelblättchen
- frische Zitronenmelisseblättchen

Hier zwei Rezepte mit Ziegenquark, der deutlich bekömmlicher ist als Kuhmilchquark. Vor allem die Kombination mit Leinöl, durch seinen hohen Gehalt an Omega-3-Fettsäuren ein echtes Schlankmacheröl, wirkt extrem gesund. Pomeranzen sind Bitterorangen, die – der Name verrät es bereits – besonders reich an Bitterstoffen sind. ***Tipp:*** *Statt der Pomeranzen können Sie auch die bitter-süßen Kumquats nehmen.*

Die Bitterorange schälen, in Stücke schneiden und zusammen mit dem Orangensaft und dem Sirup im Mixer pürieren. Quark, Joghurt und das Leinöl glatt verrühren. Die Quarkcreme und das Fruchtpüree schichtweise in Gläser füllen und mit Melissenblättern und Mandelblättchen dekorieren.

Variationen: *Rühren Sie zur Abwechslung auch mal 1 Esslöffel Cashewnuss-Mus oder etwas Sesam-Mus unter die Quark-Öl-Masse und geben Sie als Obst 1 Handvoll frische Granatapfelkerne dazu. Lecker!*

Grapefruit-Joghurt-Becher mit Hanf- und Leinöl

Für 1 Person
- 1 Grapefruit
- 1 kleiner Becher Ziegenquark (150 ml)
- 1 EL Hanfsamen
- 1 EL Leinöl
- Pfefferminzblättchen

Grapefruit schälen und filetieren. Den Quark in einer Schüssel mit dem Leinöl verrühren. Die Grapefruitfilets abwechselnd mit dem Joghurt in ein Glas schichten.
Mit den Hanfsamen und den Minzeblättchen dekorieren.

Die bunte Smoothie-Flotte

Smoothies sind heute aus keiner Gesundheitsküche mehr wegzudenken. Auch wenn man sie heute an jeder Ecke kaufen kann, lohnt es sich, sie selbst zu machen – nur dann kann man sicher gehen, was drin ist. Bitte verstehen Sie diese Rezepte als Inspiration! Beim Smoothiemixen ist eigentlich alles erlaubt. Und was Ihnen schmeckt, wissen Sie am besten!

Kiwi-Bananen-Smoothie

Für 1 Person

- 2 reife Kiwis
- 1 reife Banane
- 4 EL Kokosmilch

Kiwis schälen, das Fruchtfleisch grob hacken, die Banane schälen und alles zusammen mit der Kokosmilch im Mixer pürieren. Bei Bedarf ein bisschen Wasser zugeben. Sofort trinken.

Tipp: *Kiwis haben von Natur aus einen leicht bitteren, zusammenziehenden Geschmack. Wenn Sie mehr Bitterstoffe möchten, geben Sie 1 TL Bitterkräuterpulver mit in den Mixer.*

Himbeer-Orangen-Hafer-Smoothie

Für 1 Person

- 2 EL glutenfreie Haferflocken
- Saft 1 Orange
- 150 g Himbeeren
- ½ Banane, möglichst reif
- Inhalt einer Vanilleschote, ausgekratzt

Alle Zutaten im Mixer zu einer glatten Masse pürieren, sofort trinken.

Fatburner-Smoothie

Für 1 Person

- 200 g Ananas
- 3 cm frischer Ingwer, geschält
- 200 ml Kokoswasser mit Ananasgeschmack
- 2 Zitronenmelisseblättchen

Mit ihren Enzymen kurbelt die Ananas die Fettverbrennung an. Am besten morgens auf nüchternen Magen trinken.

Rein in den Mixer und frisch kau-trinken.

Modischer Grünkohl-Smoothie

Landauf, landab ist zurzeit in jeder Gesundküche von der Wunderkraft des Grünkohls die Rede. Wegen seiner Power-Phytostoffe und Bittersubstanzen macht er jeden Smoothie zur Vitalstoffbombe.

Für 1 Person
- 50 g Grünkohlblätter
- 1 reife Banane
- ½ Apfel
- Saft von ½ Zitrone
- 3 cm Ingwer, geschält
- 3 Cashewnüsse, über Nacht eingeweicht
- 200 ml Reis-Kokosmilch

Alles im Mixer zerkleinern und sofort kau-trinken.

Warme Frühstücksdrinks

Kurkuma Latte

Dieses Modegetränk gibt es neuerdings sogar schon als Fertigpulver (von Sonnentor). Ein wunderbarer nährender Start in den Tag für Frühstücksverweigerer.

Für einen Drink
- 200 ml Pflanzenmilch (z. B. Reis-, Mandel- oder Reis-Kokosmilch)
- 1 TL Kurkumapulver
- 1 Prise Ceylon Zimt
- 1 Prise Ingwerpulver
- 1 Prise schwarzer Pfeffer

Alle Zutaten in die Milch einrühren und das Getränk erwärmen, aber nicht kochen lassen und evtl. mit sehr wenig Ahornsirup oder Honig süßen.

„Apfeltee" mit Kardamom

Etwas Fruchtig-Frisches zum Müsli oder Frühstücksbrei oder zwischendurch mal, wenn Ihnen kalt ist.

Für ein Getränk
- ½ TL Ceylon-Zimtpulver
- ½ TL Kardamompulver
- 1 Sternanis
- 1 TL geriebener Ingwer
- 300 ml naturtrüber Apfelsaft
- 300 ml Wasser

300 ml Wasser aufkochen, alle Gewürze hineingeben und etwa 10 Minuten leicht köcheln lassen. Erst zum Schluss den Apfelsaft dazugeben und alles höchstens 1 Minute lang warm werden lassen. Das Getränk durch ein Sieb abseihen und warm trinken.

Die kalten Gerichte

Salate zum Niederknien – mal fruchtig, mal würzig und scharf, dazu Rohkost-Ideen, Dips und Chips. Alle entweder als Hauptmahlzeiten oder als Beilagen zu den warmen Speisen geeignet. Sie haben es in der Hand. Spielen Sie!

Power-Salat mit Orangen-Chicorée und Forelle

Für 4 Personen

- 4 Chicoréestauden
- 1 Orange
- Saft 1 Zitrone
- 1 TL Zitronenabrieb
- Fleur de Sel
- 3 EL Leinöl
- schwarzer Pfeffer aus der Mühle

Den gewaschenen und geputzten Chicorée quer in Streifen schneiden. Die geschälte Orange filetieren. Vom Zitronensaft 1 Esslöffel abgießen, den Rest mit Salz, Pfeffer und Leinöl zu einer Marinade verarbeiten. Chicorée, Orangenstücke und Zitronenschale in einer Schüssel mit der Marinade vermischen.
Dazu passen geräucherte Forellenfilets, die Sie mit dem restlichen Zitronensaft beträufeln können.

Tipp: *Die im Chicorée einst vorhandenen Bitterstoffe sind zwar herausgezüchtet worden, aber Sie haben es in der Hand, ihm wieder etwas davon zurückzugeben, indem Sie ihn einige/längere Zeit dem Tageslicht aussetzen. Experimentieren Sie ruhig ein bisschen!*

Zitronen-Dattel-Hummus

Für 2 Personen

- 1 Zitrone
- 7 Medjoul-Datteln
- 80 ml Sesammus (Tahin)

Mal ein Hummus ohne Kichererbsen. Wenn Ihnen die Ur-Variante lieber ist: nur zu! Ersetzen Sie die Datteln einfach durch Kirchererbsen und geben Sie etwas Knoblauch dazu.

Die Zitrone schälen, die Datteln entsteinen und alles zusammen mit dem Sesammus in der Küchenmaschine oder im Mixer pürieren.
Dazu passen getoastetes glutenfreies Haferbrot, Rucolasalat und zum Dippen die folgenden Gemüsechips.

Süßkartoffel- und Zucchini-Chips

Für 1 Person

- 1 Süßkartoffel
- 1 Zucchini
- Meersalz

Ob zu Salaten, zum Dippen oder als knusprige Garnitur zu Suppen – die Gemüsechips sind im Handumdrehen zubereitet und bleiben in einer luftdicht verschlossenen Dose mehrere Tage knusprig. Machen Sie sie zu einem festen Bestandteil Ihrer Kur-Küche!

Den Backofen auf 150° C vorheizen, währenddessen die beiden Gemüse mit einem Hobel in sehr dünne Scheiben schneiden. Dann auf einem mit Backpapier ausgelegten Blech verteilen und salzen. Etwa 1 Stunde im Ofen knusprig, aber nicht schwarz werden lassen. Das war's schon!

Gemüsesticks mit Tahin-Dip

Für 1 Person

- 300 g rohes Gemüse nach Wahl, z. B. Rosenkohl, Fenchel, rote und gelbe Paprika und Karotten

Für den Dip:

- 2 EL Sesammus (Tahin)
- 2 EL Zitronensaft
- schwarzer Pfeffer aus der Mühle
- frische Gartenkräuter wie Petersilie, Fenchelkraut, Schnittlauch und Beifuß

Da kommt frische Energie in den Körper! Wenn die Konzentration nachlässt, werden die Gehirnzellen hier mit Vitalstoffen beliefert.

Das rohe Gemüse in Stifte schneiden. Für den Dip alle Zutaten bis auf die Kräuter im Mixer oder mit dem Schneebesen zu einer glatten Masse verarbeiten und in eine Schüssel füllen. Die Kräuter fein hacken und darüberstreuen. Die Gemüsesticks hineindippen.

Sprossensalat

Die Urkraft der Triebe auf Ihrem Teller. Hier tanken Sie das Beste der Pflanze!

Für 4 Personen

- 500 g Sprossen und Keime von Bockshornklee, Alfalfa, Linsen, Senfsaat und Radieschen
- Meersalz
- Apfelessig, naturbelassen
- 1 TL Zuckerrübensirup
- Saft 1 Limette
- 6 EL Leinöl
- 2 EL Gemüsebrühe
- 2 Karotten
- 1 EL Branntweinessig
- 1 Handvoll Sonnenblumenkerne

Die Sprossen und Keime waschen und in eine Schüssel geben, mit Salz, Apfelessig, Rübensirup, Zitronensaft, 4 EL Leinöl und der Gemüsebrühe vermengen und 1 Stunde lang marinieren. Die Karotten längs in dünne Streifen schneiden und in einem Gemisch aus 2 EL Leinöl, dem Branntweinessig und 1 EL Wasser marinieren. Nach 1 Stunde den Salat auf Tellern anrichten, mit den Sonnenblumenkernen bestreuen und mit den Karottenstreifen garnieren. Wenn Sie viel Hunger haben, mischen Sie etwas gekochte Hirse unter den Salat.

Knackiger Rucolasalat

Schnell gezaubert und eine knackige Beilage zu einem Gericht Ihrer Wahl.

Für 2 Personen

- 1 Bund Rucola
- 1 Bund Frühlingszwiebeln
- ½ Apfel
- 1 Karotte
- Salz und Pfeffer
- 4 EL Olivenöl
- Curry
- 2 EL Zitronensaft
- Paprikapulver

Den Rucola, die Frühlingszwiebeln, den Apfel und die Karotte klein schneiden und in eine Schüssel geben. Das Olivenöl mit dem Zitronensaft, Salz, Pfeffer und Paprikapulver zu einem Dressing mischen und über den Salat geben.

Rohe Champignons mit Chili und Salzzitrone

Die frischen Champignons entfalten in der Marinade ihren herrlich nussigen Geschmack, die Chilischärfe gibt dem Salat einen Kick.

Für 2 Personen
- 200 g frische Champignons oder eine Pilzmischung, Hauptsache frisch
- 2 EL Olivenöl
- ½ Zitrone
- ½ frische rote Chilischote
- 2 Handvoll Rucola
- ½ eingelegte Salzzitrone (Glas), gehackt
- Meersalz
- schwarzer Pfeffer aus der Mühle

Die Pilze nicht waschen, sondern nur mit einem feuchten Tuch abreiben, dann in sehr dünne Scheiben schneiden und in einer Salatschüssel mit dem Öl, Salz und dem Zitronensaft und der fein gehackten Chilischote vermengen und etwa 1 Stunde zugedeckt ziehen lassen. Dann den Rucola und die gehackte Salzzitrone daruntermischen und auf zwei Tellern anrichten. Zum Schluss nach Geschmack mit Salz und Pfeffer würzen und obendrauf noch einen Spritzer Zitronensaft geben.

Regenbogen-Salat

Kennen Sie die Theorie, wonach in einem Essen alle Farben des Himmels vorhanden sein sollen? So wird die Idee essbar.

Für 2 Personen
- 1 Brokkolikopf
- ¼ Rotkohlkopf
- 1 rote Zwiebel
- 1 Avocado
- 1 EL Chiasamen
- 3 Bittermandeln

Für das Dressing:
- 2 EL Ziegenjoghurt
- 1 TL Leinöl
- Saft von ½ Zitrone
- 1 Prise Meersalz
- schwarzer Pfeffer aus der Mühle

Den Brokkoli in kleine Röschen teilen, den Rotkohl und die Zwiebel sehr fein schneiden, das Avocadofleisch auslösen und würfeln, die Bittermandeln hacken und mit den Chiasamen in einer beschichteten Pfanne ohne Öl kurz anrösten, bis sie zu duften beginnen. Die Zutaten für das Dressing mit dem Schneebesen verquirlen oder in den Mixer geben.

Alle Gemüse in einer großen Schüssel mischen und mit dem Dressing anmachen, dann auf zwei Schüsseln verteilen. Die gehackten Bittermandeln und die Chiasamen darüberstreuen. Dazu passt getoastetes glutenfreies Brot.

Linsen-Chicorée-Salat

Linsen sind hochwertige pflanzliche Eiweißspender. Ohne sie kommt keine vegetarische Detox-Küche aus.

Für 4 Personen
- 3 Chicoréestauden
- 3 Frühlingszwiebeln
- 2 Karotten
- 300 g salzfrei gekochte Berglinsen
- 50 g Pekannüsse
- 150 g Kokosjoghurt

Für das Dressing:
- 1 EL Senf
- Saft von ½ Zitrone
- 2 EL Orangensaft
- 4 EL Leinöl
- Meersalz
- schwarzer Pfeffer aus der Mühle

Den Chicorée quer, die Frühlingszwiebeln in Ringe schneiden, die Karotten klein würfeln. Für das Dressing zuerst den Senf, den Zitronen- und Orangensaft mischen, dann das Öl hineinrühren, salzen und pfeffern. Linsen, Chicorée, Frühlingszwiebeln und Karotten mit dem Dressing anmachen. Die Pekannüsse kurz in einer beschichteten Pfanne rösten, dann grob hacken. Den Salat auf vier Tellern anrichten, je einen Klacks Joghurt daraufsetzen und alles mit den Nüssen garnieren.

Zucchini- und Fenchel-Rohkost mit Cashew-Dressing

Geben Sie bitte reichlich Cashewmus ins Dressing, das verleiht diesem Salat den Gourmetkick.

Für das Dressing alle Zutaten mit dem Schneebesen glatt schlagen. Wenn die Masse zu dickflüssig ist, ein wenig Wasser zufügen.

Die Zucchini ungeschält mit dem Sparschäler der Länge nach in hauchdünne Streifen schneiden und in eine Salatschüssel geben. Auch den Fenchel der Länge nach in möglichst dünne Streifen schneiden oder hobeln und in die Schüssel geben, das Grün beiseitelegen. Beide Gemüse salzen, mit Öl beträufeln und mischen. Das Fenchelgrün, die Zitronenmelisseblättchen und das Koriandergrün grob hacken und zusammen mit den Sonnenblumenkernen über das rohe Gemüse streuen und zum Schluss das Dressing darüberträufeln.

Für 2 Personen

- 200 g Zucchini
- 2 kleine Fenchelknollen mit Grün
- hochwertiges kaltgepresstes Olivenöl oder Leinöl
- 1 Handvoll Sonnenblumenkerne
- je 1 Handvoll Zitronenmelisseblättchen und Koriandergrün

Für das Dressing:

- 2 EL zuckerfreies Cashewnussmus
- Schalenabrieb von ½ Zitrone
- 1 EL Zitronensaft
- 2 EL Ahornsirup
- Meersalz
- schwarzer Pfeffer aus der Mühle

Buchweizen-Tabouleh

Eine Super-Sommer-Party-Idee! Die Araber verwenden für dieses Gericht Bulgur, das ist geschroteter Weizen. Hier wird der Bulgur durch Buchweizen ersetzt, der ist nämlich trotz des etwas irreführenden Namens glutenfrei. Tabouleh ist übrigens eine tolle Idee, um Besuch zu imponieren. Je nach Anzahl Ihrer Gäste müssen die Zutatenmengen natürlich entsprechend angepasst werden.

Für 2 Personen

- 100 g Buchweizen
- 200 ml Wasser
- 300 g reife Fleischtomaten, klein gewürfelt
- 1 große rote Zwiebel, fein gewürfelt
- Olivenöl
- Meersalz
- schwarzer Pfeffer aus der Mühle
- Saft 1 Zitrone
- 1 Handvoll selbst geknackte Erdnüsse, grob gehackt
- frische Pfefferminzblätter

Den Buchweizen mit der doppelten Menge Wasser in einem Topf kurz aufkochen lassen, dann etwa 5 Minuten bei kleiner Hitze weiterköcheln lassen, bis er gar und die Flüssigkeit vollständig aufgesogen ist. In ein Sieb abgießen und abkühlen lassen, dann in eine große Salatschüssel geben. Die Tomatenstücke, Zwiebelwürfel, Minzeblätter, Zitronensaft, Salz und Pfeffer zugeben, alles gut vermischen und etwa 10 Minuten ziehen lassen, damit sich die Aromen vermischen. Erst zum Schluss die Erdnüsse darüberstreuen.

Warme Gerichte

Unsere Hauptspeisen haben es in sich: Mineralien, Phytostoffe, Omega-3-Fettsäuren und vieles mehr. Essen Sie davon so viel, bis Sie satt sind, Sie nehmen trotzdem ab, weil viele Fatburner-Substanzen, aber kein einziger Dickmacher enthalten sind. Einzige Einschränkung: Wenn es sich um Ihre Abendmahlzeit handelt, bitte möglichst vor 18 Uhr essen, mindestens aber 3 Stunden vor dem Zubettgehen.

Die Suppen

Grüne Minestrone

Dass diese Suppe voller Antioxidantien steckt, verraten die leuchtenden Farben der verwendeten Gemüse. Für dieses Rezept haben wir zwar die Gemüse des Frühsommers verwendet, Sie sollten die Mischung aber immer nach Saison variieren. Das wichtigste dabei ist, dass alle Gemüseanteile gleich groß sind.

Für 2 Personen

- 1,5 ℓ Gemüsebrühe
- je 50 g Fenchel, Spargel, Karotten, Kartoffeln, Blumenkohl, Frühlingszwiebeln, frische Erbsen, grüne Bohnen, Zucchini, Radieschen
- 1 Knoblauchzehe
- Meersalz
- schwarzer Pfeffer aus der Mühle
- je 1 Handvoll frischer Schnittlauch und frische Petersilie

Die Brühe in einem Suppentopf aufkochen. Währenddessen alle Gemüse waschen und in gleich große Stücke schneiden. Zuerst die Gemüse in die Brühe geben, die zum Garen länger brauchen, also Fenchel, Spargel, Bohnen und Kartoffeln. Dann nach und nach die anderen Gemüse zufügen. Etwa 20 Minuten leicht köcheln lassen, erst zum Schluss salzen und pfeffern. Die fein geschnittenen Kräuter beim Servieren über die Suppe streuen.

Oregano-Suppe

Oregano ist die wilde Schwester des Majorans.

Für 1–2 Personen

- 1 Fleischtomate
- 2 Scheiben glutenfreies Brot
- 4 Knoblauchzehen
- ½ Tasse Olivenöl
- 1 Bund frischer Oregano
- 1 Prise Cayennepfeffer

Die Tomate häuten und klein schneiden, das Brot klein würfeln. Das Öl in einem Suppentopf erhitzen und die gehackten Knoblauchzehen darin leicht anbraten. Anschließend erst die Tomate, dann das Brot kurz mitbraten. Mit 4-5 Tassen Wasser ablöschen, die Suppe auf niedriger Flamme köcheln lassen, bis sie sämig wird. Den fein gehackten Oregano zugeben und die Suppe mit Salz und Cayennepfeffer abschmecken.

Frühlings-Gänseblümchensuppe

Wer hätte vermutet, dass diese süßen Bitterblümchen in eine Suppe passen! Je früher im Jahr Sie die Blüten ernten, desto weniger bitter schmecken sie.

Für 2 Personen

- 100 g Wildkräuter, z. B. junge Brennnesseln, Sauerampfer, Kerbel, Löwenzahn
- 1 Handvoll Gänseblümchenblüten
- ½ süße Zwiebel
- 1 EL Sesamöl
- 500 ml Gemüsebouillon
- 150 ml Sahne
- schwarzer Pfeffer aus der Mühle
- 2 TL Limettensaft

Die Kräuter waschen und hacken. Die Süßzwiebel fein würfeln und in einem Topf in dem erhitzten Olivenöl glasig dünsten. Mit der Hälfte der Brühe ablöschen, dann die Sahne zugießen. Alles kurz aufkochen lassen, dann die Hitze reduzieren – auf kleinste Stufe – und die Suppe 6–7 Minuten weiterköcheln lassen, dann mit Salz, Pfeffer und dem Limettensaft abschmecken.

Die restliche Gemüsebrühe mit den Wildkräutern im Mixer pürieren und die Mischung langsam in die Suppe einrühren. Die Suppe auf Teller verteilen und erst dann mit den Gänseblümchenblüten verzieren. Dazu passen die Süßkartoffel- und Zucchinichips von Seite 162.

Grüner Spargeleintopf

So geht Spargel auch? Probieren Sie's aus!

Für 2 Personen

- 200 g grüner Spargel
- 2 festkochende Kartoffeln
- 2 Tomaten
- 2 TL Kokosöl
- 1 TL frischer Ingwer, gehackt
- 1 TL Kurkuma
- 2 EL Kalamataoliven, entsteint
- 4 EL Kräutermischung aus glatter Petersilie, Schnittlauch und Koriander, alle gehackt

Die holzigen Enden des Spargels abschneiden und die Stangen in 2 Zentimeter kleine Stücke schneiden. Die Kartoffel schälen und klein würfeln, so auch die Tomaten. Das Kokosöl in einem größeren Topf erhitzen, und die Kartoffel- und die Spargelwürfel darin kurz anbraten. Dann den Ingwer zugeben und alles mit 750 ml lauwarmem Wasser ablöschen. Zugedeckt gar werden lassen und erst zum Schluss die Tomaten zugeben. Den Eintopf mit den Oliven und der Kräutermischung garnieren.

Süß-saures Rhabarber-Kompott

Wenn das Mittagessen nur aus Suppe bestand, können Sie sich dieses Dessert locker leisten!

Für 4 Personen

- 750 g frischer Rhabarber
- 150 ml Apfelsaft, naturtrüb
- 2 EL Zuckerrübensirup
- 1 TL Ceylon-Zimtpulver
- 1 TL Bourbon-Vanille, frisch ausgekratzt
- 2 dünne Scheiben Ingwer
- 1 TL Kardamompulver
- 1 TL Zitronensaft
- ½ TL Zitronenabrieb

Den Rhabarber in 2-Zentimeter-Stücke schneiden. Den Apfelsaft in einem Topf mit dem Zuckerrübensirup verrühren, dann Zimt, Vanille, Ingwer, Kardamom, Zitronensaft und den Rhabarber zugeben, alles verrühren und auf kleiner Flamme etwa 7–9 Minuten simmern lassen. Abkühlen lassen und lauwarm servieren.

Ingwer-Tofu

Tofu ist das „Fleisch" der vegetarischen Küche. Sie können es wie Fleisch braten und würzen.

Für 4 Personen

- 2 cm frischen Ingwer
- 1 Schalotte
- 2 Knoblauchzehen
- 1 Chilischote
- 500 g Tofu
- 3 EL Kokosöl
- 2 EL Sojasauce
- ½ TL Tabasco
- 250 g Kichererbsen (Glas)
- Meersalz

Den Ingwer schälen und in feine Würfel schneiden, Schalotte und Knoblauch schälen und ebenfalls fein würfeln. Die Kerne der Chilischote entfernen, den Rest in sehr dünne Ringe schneiden. Den Tofu in feine Streifen schneiden. Das Kokosöl in einem Wok erhitzen und die Schalotte mit dem Knoblauch kurz glasig dünsten. Den Tofu zugeben und unter ständigem Wenden 5 Minuten braten. Erst danach salzen. Die Sojasauce, die Chilischote und die Tabascosauce verrühren und 2 Minuten mitbraten. Die Kichererbsen zum Schluss zugeben, untermischen und kurz warm werden lassen.

Kichererbsen-Gemüse-Eintopf mit Kurkuma

Die bitter-scharfe Gelbwurz Kurkuma wurde früher nicht von ungefähr als pflanzliches Färbemittel eingesetzt. Also geben Sie acht auf Ihr weißes T-Shirt, wenn Sie damit hantieren!

Für 2 Personen

- 300 g Gemüse der Saison
- 300 g Kokosmilch
- 300 ml Wasser
- 150 g gekochte Kichererbsen aus dem Glas
- 2 EL Kurkumapulver
- 1 TL Honig
- 1 TL Zitronensaft
- 1 TL frischen Oregano, gehackt
- Meersalz

Das Gemüse schälen und klein schneiden. Die Kokosmilch zusammen mit dem Wasser aufkochen. Das Gemüse, die Kurkuma, den Honig und den Zitronensaft hinzufügen und alles etwa 10 Minuten kochen. Für die letzten 3 Minuten die Kichererbsen dazugeben. Zum Schluss salzen und mit dem Oregano garnieren.

Kurkuma-Kartoffeln mit Brokkoli

Diese Kartoffeln wärmen, erden, machen satt und zufrieden. Ein frischer grüner Salat ist der passende Wachmacher dazu.

Für 2 Personen

- 800 g festkochende Kartoffeln
- 500 g Brokkoli
- 4 EL Olivenöl
- 5 cm ganze Kurkumawurzel
- 1 TL Kurkumapulver
- 1 Prise Meersalz
- schwarzer Pfeffer aus der Mühle

Die Kartoffeln mit der Schale gar kochen, auskühlen lassen, schälen und klein würfeln. Den Brokkoli in kleine Röschen teilen. Das Olivenöl in einer Pfanne erhitzen und die in dünne Scheiben geschnittene Kurkumawurzel, das Kurkumapulver, die Kartoffeln und den Brokkoli zugeben. Alles kurz anbraten und dabei immer wieder umrühren. Mit etwas Wasser ablöschen, dann die Hitze reduzieren und das Gemüse unter Rühren zehn Minuten köcheln lassen. Mit Salz und schwarzem Pfeffer abschmecken.

Steckrübeneintopf

Steckrüben wie zu Omas Zeiten! Die wiederentdeckte Gemüsesorte mit ihren aromatischen Bitterstoffen vermählt sich mit den Kartoffeln zu einem erdig-nährenden Eintopf.

Für 4 Personen
- 2 EL Rapsöl
- 1 große süße Zwiebel, gehackt
- 2 Knoblauchzehen, mit dem Messerrücken zerquetscht
- 1-2 Steckrüben (insgesamt ca. 800 g)
- 3 mehlig kochende Kartoffeln
- ¼ ℓ Gemüsebouillon
- Meersalz
- schwarzer Pfeffer aus der Mühle
- Muskatnuss
- gehackte Petersilie

Die Steckrüben und die Kartoffeln schälen und in gleich große Würfel schneiden. In einem Topf die Zwiebel und den Knoblauch in dem Öl glasig werden lassen, dann die Kartoffel- und Steckrübenwürfel zugeben und etwa 5 Minuten anbraten. Mit der Gemüsebouillon ablöschen und das Gemüse weich kochen. Evtl. noch etwas Bouillon zugeben. Die Gemüse am Schluss mit der Gabel leicht zerdrücken, dann salzen, pfeffern, etwas Muskatnuss darüberreiben, auf den Tellern anrichten und mit Petersilie bestreuen. Dazu passt z. B. Radicchiosalat mit Fenchelsamen.

Gemüse in allen Variationen

Chicorée-Gemüse mit Pampelmusensaft

Ja, man kann die Salatstaude wie Gemüse kochen. Hier ist der Beweis!

Für 2 Personen
- 1 EL Olivenöl
- 1 TL Garam Masala
- 2 TL Sesamsamen
- 2-3 Chicoréestauden
- frisch gepresster Saft von 1 Pampelmuse
- Fleur de Sel
- ½ TL Thymianblättchen, fein gehackt

Das Öl in einer Pfanne heiß werden lassen, dann das Masala und die Sesamsamen einige Sekunden darin rösten.

Die Chicoréestauden quer in Streifen schneiden und nur kurz in dem Öl anbraten. Auf zwei Teller verteilen, evtl. etwas Fleur de Sel zugeben und die Thymianblättchen darüberstreuen. Ein Sattmacheressen wird daraus, wenn Sie es mit Hirse, Quinoa oder Reis „verlängern".

Quinoa-Risotto

Endlich etwas mit Quinoa! Das Pseudogetreide der Indios lässt sich wunderbar vorkochen. Am besten kochen Sie gleich die doppelte Menge (500g) und essen dazu jeden Tag ein anderes Gemüse.

Für 4 Personen

- 250 g Quinoa
- 1 Fenchelknolle
- 2 EL Kokosöl
- 1 TL Garam Masala
- Meersalz
- 500 ml Gemüsebrühe
- 4 El Sahne
- 8 EL Parmesan, gerieben
- 2 Karotten
- 1 Zucchini
- 100 g Spargel
- 200 g Brokkoli
- 200 g Erbsen
- Muskatnuss

Quinoa waschen, die Fenchelknolle klein würfeln und beide Zutaten in einer Pfanne in dem Kokosöl kurz anbraten. Dann das Masala und eine Prise Salz zugeben und alles zusammen weiterrösten.
Dann nach und nach (wie bei einem „echten" Risotto) die Gemüsebrühe zugeben und alles 20 Minuten lang auf kleiner Flamme köcheln lassen, dabei immer mal umrühren. Am Schluss die Sahne und 4 EL Parmesan zugeben.

Während das Risotto gart, die anderen Gemüse in gleich große Stücke schneiden und in einem Topf dämpfen. Mit Salz und Muskat abschmecken. Das Gemüse und die Quinoa auf Tellern anrichten und alles mit dem restlichen Parmesan bestreuen.

Mittelmeer-Gemüse mit Kichererbsen

Auch zu dieser Gemüsevariation passt eine Sattmacher-Portion Quinoa.

Für 4 Personen
- 4 Ochsenherz-Tomaten
- 1 rote Paprika
- 1 grüne Paprika
- 1 gelbe Zucchini
- 1 grüne Zucchini
- 1 Fenchelknolle
- 3 EL Sesamöl
- 7 Basilikumblätter
- 3 Stängel frischer Oregano
- schwarzer Pfeffer aus der Mühle
- Fleur de Sel
- 300 g Kichererbsen
- 6 EL Aceto Balsamico

Für die Marinade:
- 4 EL kaltgepresstes natives Olivenöl
- Honig

Das Gemüse in gleich große Stücke schneiden und in einer Pfanne in dem Sesamöl goldbraun braten, die Kichererbsen kurz mitbraten, anschließend mit den Kräutern würzen und mit Fleur de Sel und Pfeffer abschmecken. Den Essig noch in die Pfanne dazugießen, dann das Gemüse auf vier Tellern anrichten. Das Olivenöl und den Honig in einer Schüssel mischen und über das Gemüse geben. Kurz einziehen lassen, dann servieren.

Marokkanische Artischockensuppe

Sehr delikat und sehr besonders! Wenn Sie die Artischockenherzen lieber selbst zubereiten und die Blätter dazu verspeisen möchten: nur zu!

Für 2 Personen
- 1 ℓ Gemüsebrühe
- 1 Zucchini
- 150 g Kichererbsen
- 1 Bund Petersilie
- 400 g Artischockenherzen (tiefgefroren oder aus dem Glas)
- 2 Frühlingszwiebeln

Die Gemüsebrühe in einem Topf erhitzen, dann die Hitze reduzieren und die schräg in Scheiben geschnittene Zucchini, die Kichererbsen und die Artischockenherzen dazugeben. Ohne Deckel etwa 5 Minuten bei niedriger Hitze köcheln lassen, mit Salz und Pfeffer würzen. Erst zum Schluss die gehackte Petersilie hinzufügen.

Kräuter-Gemüse mit Parmesan

Parmesan ist, wie alle länger gelagerten Hartkäsesorten, laktosefrei. Sie können stattdessen auch Gruyère (Greyerzer), Appenzeller oder Emmentaler nehmen.

Für 2 Personen

- 1 gelbe Paprika
- 1 grüne Paprika
- 1 rote Paprika
- 1 Zucchini
- 1 Fenchelknolle
- 2 Knoblauchzehen
- 2 Stängel Beifuß
- 3 Zweige Thymian
- 2 Zweige Rosmarin
- 1 Salbeiblatt
- l Stängel Oregano
- 2 EL Olivenöl
- 3 EL Zitronensaft
- Meersalz
- schwarzer Pfeffer aus der Mühle
- 10-12 Kalamataoliven, entsteint
- 10 Basilikumblätter
- 100 g Parmesan am Stück

Den Backofen auf 220°C vorheizen. Die Paprika in Streifen, die Zucchini in Scheiben, den Fenchel in Spalten, den Knoblauch in dünne Scheiben schneiden. Für die Marinade in einer Schüssel das Olivenöl mit dem Zitronensaft, dem Salz und Pfeffer mixen, dann den Knoblauch und die klein geschnittenen Kräuter bis auf das Basilikum daruntermischen und das Gemüse darin marinieren. Kurz einwirken lassen, dann alles auf einem mit Backpapier ausgelegten Backblech verteilen und in den Ofen schieben. 15 Minuten backen, dann herausnehmen, das Gemüse auf einer Platte anrichten und die Oliven daruntermischen. Den Parmesan grob zerbröselt darübergeben und alles mit den nur leicht zerzupften Basilikumblättern dekorieren.

Ofen-Auberginen mit Granatapfelkernen

Hier hält ein orientalischer Klassiker Einzug in Ihrer Detox-Küche. Die Gegensätze ihrer Farben, Aromen und Konsistenzen machen diese Auberginen zu einem Augenschmaus und Gaumenkitzel. Es ist zwar ein bisschen aufwendiger als die meisten anderen Rezepte, aber Sie essen es garantiert nicht zum letzten Mal.

Den Ofen auf 200° C vorheizen. Die Auberginen der Länge nach halbieren und das Fruchtfleisch rautenförmig etwa 1 Zentimeter tief einschneiden.

Die Schnittfläche mit dem Paprikapulver, Salz und Pfeffer bestreuen und ein wenig Öl darüberträufeln. Die Auberginen auf einem mit Backpapier belegten Blech in den Ofen schieben und 25 Minuten backen lassen, bis sie weich sind.

Zwischenzeitlich die Tomatensauce vorbereiten: Alle Zutaten für die Tomatensauce im Mixer pürieren, dann in einem kleinen Topf kurz aufkochen lassen, anschließend 20 Minuten bei niedriger Hitze unter Rühren köcheln lassen. Den Joghurt mit der Limettenschale und dem Limettensaft, den Koriander- und Minzblättchen vermengen und evtl. salzen und pfeffern. Zum Servieren pro Teller zwei Auberginenhälften auflegen, die Tomatensauce darauf verteilen, einen Klacks Joghurt auf die Auberginen setzen, alles mit den Granatapfelkernen dekorieren und etwas Sumach darüberstreuen. Den restlichen Joghurt in einer Schüssel dazu reichen.

Für 4 Personen

- 4 Auberginen
- 1 TL Paprikapulver
- 1 TL Olivenöl
- 1 ganzer Granatapfel, die Kerne ausgelöst
- Sumach (zitroniges Gewürzpulver vom Essigbaum)

Für die Tomatensauce:

- 8 Fleischtomaten, gehackt
- 4 Schalotten, gewürfelt
- 1 rote Chilischote, entkernt und in feine Ringe geschnitten
- 3 Knoblauchzehen, in Scheiben geschnitten
- 1 Handvoll Minzeblätter, zerzupft
- 1 EL Thymianblättchen

Für den Joghurt:

- 1 Becher Soja- oder Kokosjoghurt
- 1 Limette, Schalenabrieb und Saft
- 2 EL Koriandergrün, fein geschnitten
- 3 EL Minzblättchen, fein geschnitten
- Salz
- weißer Pfeffer

Ofenkarotten mit Sesam und Weinbeeren

Ein wunderbares Abendessen. Erdet, macht satt und schmeckt richtig süß.

Den Backofen auf 180 °C vorheizen. Die Karotten schräg in Scheiben schneiden, in einen hohen ofenfesten Topf geben, mit Öl, Salz, Pfeffer und dem Sesam vermischen und etwa 50 Minuten weich backen.

Den Zitronensaft mit dem Schalenabrieb und dem Zuckerrübensirup in einem kleinen Topf kurz köcheln lassen und dann die Weinbeeren zugeben. Die Kochplatte ausschalten und die Weinbeeren durchziehen lassen. Wenn die Karotten gar sind, die Weinbeeren zugeben, alles gut vermischen und mit den Minzeblättern garnieren.

Für 2 Personen

- 1 kg Karotten
- 3 EL Sesamöl
- 2 EL Sesamsamen
- 1 Zitrone, Schalenabrieb und Saft
- 1 EL Zuckerrübensirup
- 100 g Weinbeeren, getrocknet (Rosinen)
- 1 Handvoll Minzeblätter, grob gehackt
- Meersalz
- frischer schwarzer Pfeffer aus der Mühle

Indische Mais-Pizza

Mal ein ganz anderer Pizzateig, mit indischen Gewürzen. Ausprobieren – und mögen!

Für 2–3 Personen

- 250 g Maismehl
- 1 TL frische Thymianblättchen- und Rosmarinnadeln, kleingehackt
- 100 ml lauwarmes Wasser
- 2 mittelgroße Tomaten
- 1 TL Indisches Garam Masala Pulver
- 1 EL Sesamöl
- 10 schwarze Kalamataoliven, entsteint
- 100 g Tofu, in Würfeln
- gerebelter Oregano

Den Backofen auf 180 °C vorheizen. Das Maismehl in einer Schüssel mit Thymian, Oregano und Salz mischen. Das lauwarme Wasser langsam unter Rühren zugeben und alles zu einem glatten Teig verkneten, diesen über ein Nudelholz dünn ausrollen und auf einem mit Backpapier belegten Blech ausbreiten. Die Tomaten in kleine Würfel schneiden, mit dem Masala, dem Maisöl, etwas Salz und den Oliven vermengen, evtl. einen Teelöffel Wasser zugeben. Auf dem Teig verstreichen. Die Tofuwürfel obendrauf verteilen und die Pizza in den Ofen schieben. Sie ist nach etwa 10 Minuten fertig. Mit etwas Oregano nachwürzen.

Noch gründlicher entgiften

Die Schüttel-Kur – der Weg für alle, die weitermachen möchten

Sie genießen Ihr neues Lebensgefühl mit Bitterstoffen? Das haben Sie sich verdient. Viele Menschen, denen die Ernährungsumstellung gutgetan hat, verspüren keine Lust, damit aufzuhören, sie möchten das gesunde Leben weiterführen. Falls es Ihnen ähnlich geht, sollten Sie sich die Ausführungen zur Schüttel-Kur zu Gemüte führen. Diese Kur habe ich entwickelt, um Schadstoffe, die wir ja immer wieder von Neuem zu uns nehmen, noch gründlicher auszuleiten. Ich nenne sie deshalb den „Königsweg der Entgiftung".

Lesen Sie hier die wichtigsten Fragen und Antworten zur Schüttel-Kur

Was ist eine Schüttel-Kur?

Die Schüttel-Kur ist eine besonders nachhaltige Entgiftungs- und Entsäuerungskur, die aus drei Phasen besteht: Der achtwöchigen Bitterkur schließt sich eine dreimonatige Basenphase an, der eine weitere achtwöchige Bitterkur folgt.

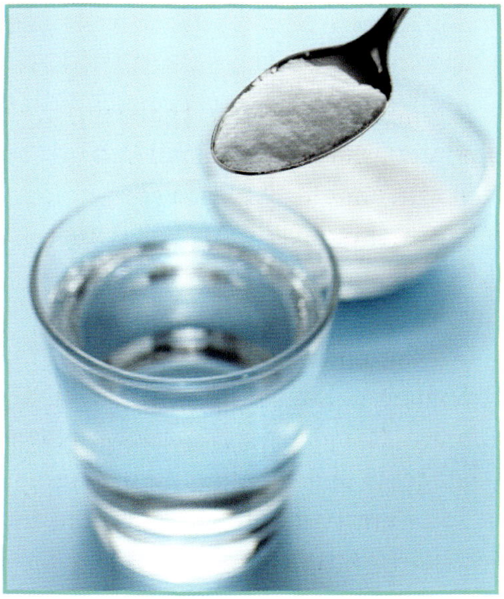

Basenpulver wird in einem großen Glas Wasser aufgelöst getrunken.

Warum nach der Bitterkur eine Basenkur?

Basen ergänzen und verstärken die Effekte der Bitterstoffe. Bitterstoffe lösen nicht-saure Schadstoffe aus dem Körper, damit diese ausgeschieden werden können. Außerdem bilden sie zusätzlich körpereigene Basen, die helfen können, Säuren auszuscheiden. Aber diese Ausscheidung ist nicht immer vollständig. Heute sind die Körper der meisten Menschen so stark übersäuert, dass sie es trotz der Unterstützung durch die Bittersubstanzen nicht schaffen, alle angesammelten Säuren vollständig auszuleiten. Dazu braucht es die zusätzliche kurmäßige Einnahme von Basenpräparaten.

Was passiert während der Basenphase?

Während dieser dreimonatigen Phase ernährt man sich überwiegend basisch, also genauso wie während der Bitterkur, mit viel Gemüse, Kräutern und Obst. Statt der Bittertees oder -tinkturen nimmt man jetzt aber Basenpräparate ein. In diesen Präparaten sind Mineralstoffe wie Magnesium, Kalium, Kalzium und teilweise auch Silicea enthalten. Diese Mineralstoffe sind basisch. Ziel der Kur ist es, den Körper so mit Mineralien zu sättigen, dass er schädliche Säuren ausschwemmen kann.

Welche Basenpulver soll man während der basischen Phase nehmen?

Wir haben gute Erfahrungen mit der Triple-Therapie, mit dem Basenpulver von Pascoe und mit Urbase von Laetitia gemacht. Wenn Sie sich für ein anderes Präparat entscheiden, sollten Sie darauf achten, dass es keine Füllstoffe, wie zum Beispiel Milchzucker, enthält.

Wie nimmt man Basenpulver ein?

Die Einnahme erfolgt zweimal am Tag, und zwar einmal morgens nach dem Aufstehen, etwa eine Viertelstunde vor dem Frühstück, und das zweite Mal abends, frühestens 1 Stunde nach dem Abendessen bzw. kurz vor dem Zubettgehen. Nachts werden die tagsüber angesammelten Säuren neutralisiert und nach der morgendlichen Basengabe mit dem Urin ausgeschwemmt.

Wofür ist die zweite Bitterstoffkur nach der Basenphase gut?

Die achtwöchige Bitterstoffkur in der dritten Phase löst nochmals viele nicht-saure Schadstoffe aus dem Körper und verpasst den Schleimhäuten eine abschließende Aufbaukur. Diese Bitterstoffkur verläuft genauso wie während der ersten Phase. Sie trinken also statt der Basen nun wieder regelmäßig Ihre Bittertees oder -tinkturen.

Für wen ist eine Schüttel-Kur geeignet?

Grundsätzlich ist die Schüttel-Kur für alle Menschen geeignet, die unter säurebedingten Beschwerden leiden oder diesen vorbeugen möchten. Ab dem 30. bis 40. Lebensjahr fängt das Säureausscheidungsvermögen der Nieren allmählich an sich zu verschlechtern. Je älter wir werden, umso wichtiger wird es also, dass wir uns gesund ernähren und ab und zu Basen einnehmen. Aber auch Jüngere, die sich jahrelang von Fast Food ernährt haben und schon die ersten Folgen dieser Ernährungsweise spüren – von Verdauungsstörungen über Speckpolster bis hin zu ständigen Erkältungen –, profitieren davon. Bei älteren Menschen, deren Entgiftungsorgane nicht mehr optimal funktionieren, wirkt die Schüttel-Kur wie ein Jungbrunnen für Organe und Gewebe.

Kann man die Schüttel-Kur wiederholen?

Auf jeden Fall! Nach einer vierwöchigen Pause, in der Sie weder Bittertinkturen noch Basenpulver zu sich nehmen, können Sie wieder von vorne beginnen und in diesem Turnus immer weitermachen.

Fotos:

AKG-images: 60 (Hedda Eid);
Fendt, Josef: 51;
fotolia: 4, 106/107, 113 (thomas.andri), 128 (ddsign), 4, 108 (fedsax), 4, 111 (emer), 4, 114 (HandmadePictures), 4, 122 (Johanna Mühlbauer), 4, 123 (Thorsten Schier), 22 (Aliaksei Smalenski), 26 (Johanna Mühlbauer), 29 (marilyn barbone), 35 (Mitmachfoto), 63 (Wolfilser), 71 (Floydine), 93 (kaschwei), 100 (F.Schmidt), 139 (PhotoSG), 176 (Melica);
istockphoto: 4, 110 (Mantonature), 4, 115 (BasieB), 4, 116 (Elenathewise), 4, 121 (Dave White), 11 (Floortje), 18 (Schmitz Olaf), 25 (kotomiti), 34 (gebai), 43 (alisbalb), 45 (Kevin Dyer), 53 (meteo021), 55 (chokja), 57 (hartphotography1), 59 (13-Smile), 62 (OlgaMiltsova), 65 (DENIO RIGACCI), 104 (Chris Gramly), 137 (Jakez), 141 (Shaiith), 143 (Ina Peters);
Getty Images: 12 (Corbis Historical/Leemage), 98 (Galen Rowell);
shutterstock: 4, 109 (Abramova Elena), 4, 113 (Christian Musat), 4, 118 (Lasse Kristensen), 28 (nata), 90 (Zvonimir Atletic);
thinkstockphoto: 4, 112 (Zoonar/Heike Rau), 4, 117 (ziprashantzi), 4, 119 (AD077), 4, 120 (Neonci), 4, 125 (Ian_Redding), 4, 126 (np-e07), 4, 127 (mansum008), 41 (kazmulka), 67 (Lilechka75), 68 (hien_tran_92), 74 (justonesuitcase), 134 (Creative-Family);

Illustrationen:

im Rezeptteil: shutterstock/Angelina De Sol

1. Auflage 2016

Projektleitung
Hannes Frisch

Redaktion
Julia Icking

Korrektorat
Claudia Fritzsche

Bildredaktion
Anka Hartenstein

Umschlaggestaltung
*zeichenpool, München, unter Verwendung eines Motivs von: Shutterstock/Monash

Layout und Satz, DTP
Christoph Dirkes, Neuenkirchen
mediathletic bild + design
www.mediathletic.com

Litho
Mohn Media, Mohndruck GmbH

Herstellung
Reinhard Soll

Druck und Bindung
Alcione, Lavis

Printed in Italy

FSC
www.fsc.org
MIX
Papier aus verantwortungsvollen Quellen
FSC® C021956

Verlagsgruppe Random House FSC® N001967

ISBN: 978-3-517-09459-5